巻頭言

なぜ動物を救助するのか

　日本列島は、その地勢や成り立ちから、多様な災害が多発する宿命にある。そして、災害が発生するたびに多くの人や動物が被災してきた。私たち動物医療者は、被災地で動物の飼い主に寄り添うだけではなく、被災動物の救助や医療提供などの活動を行ってきた。

　ただ、災害現場では人命第一であり、動物への支援は二の次というのが永らく社会通念としてあった。実際、2011年に発生した東日本大震災で被災した東京電力福島第一原子力発電所が爆発したときには、数十万頭の家畜や家庭動物が置き去りにされ、その多くが餓死している。

　しかし、たとえば畜産農家にしてみれば、家畜は生活の糧であり、家畜なしに災害からの生活再建や地域の復興は望めない。チェルノブイリ原発災害の際には、家畜を置き去りにして避難することを拒否した畜産農家もいたため、当時の政府は1,000台以上のトラックを出動し、農家と家畜1万数千頭を避難させている。

　さらに国の内外を問わず、犬や猫などの家庭動物を家族と想う飼い主が、動物と避難できなかったために命を落とす例が少なからず報告されている。つまり、動物を救わなければ、人の命や生活を守ることができないのである。だから、私たち動物医療者は、被災者だけではなく、動物を救わなくてはならない。

　東日本大震災の教訓を受けて、わが国では防災基本計画に家庭動物の同行避難が努力義務として明記された。しかし、これほど広域で多様な災害が今後発生した場合、従来の動物救助や動物医療支援の体制で対応することは不可能であると私たちはこの大震災の経験から学んだ。じつは、すでにアメリカでは、2005年に発生したハリケーンで家庭動物だけでも25万頭が置き去りにされた事態を教訓に、各州の獣医師会ごとに動物医療支援チーム（Veterinary Medical Assistance Team、VMAT）が編成されていた。これをいち早く取り入れた福岡県獣医師会は2012年に福岡VMATを立ち上げた。

　こうした支援人材の育成が求められるいっぽうで、わが国では災害時に動物を適切に扱う行政の体制や法制度がほとんど未整備であることも問題である。そこで、2014年に私たちは各地域の関係者に呼び掛けて、これらの課題を解決するための災害動物医療研究会を設立した。幸い、国立研究開発法人科学技術振興機構・社会技術研究開発センター「コミュニティがつなぐ安全・安心な都市・地域の創造」研究開発領域のプロジェクトの1つ（災害時動物マネジメント体制の確立による人と動物が共存できる地域の創造、代表・羽山伸一）に採択され、国内外の災害動物医療に関する調査や日本版VMATの育成事業などを展開することができた。本書の多くの章は、このプロジェクトの成果として執筆された。

　このプロジェクトの最中、2016年4月に発生した熊本地震では、わが国の大規模災害で初めてVMATが出動し、メディアで大きく報道された。これを契機に、災害時の動物医療支援活動に対する社会認知がすすんだが、まだまだ体制整備はこれからである。本書を通じて、VMATの活動にさらなる関心と理解が進むことを著者一同、祈念している。

羽山伸一
災害動物医療研究会 代表
日本獣医生命科学大学 獣医学部
獣医学科野生動物学研究室 教授

目次

災害と獣医学

動物医療支援学とは何か ……… 5

「『動物医療支援学』とは何か」
　羽山伸一　Shin-ichi Hayama
　日本獣医生命科学大学 獣医学部 獣医学科野生動物学研究室 教授

「へき地動物医療と希少動物保護」
　羽山伸一　Shin-ichi Hayama
　日本獣医生命科学大学 獣医学部 獣医学科野生動物学研究室 教授

災害時における獣医学の役割 ……… 21

「災害獣医学―災害における獣医学の役割―」
　田中亜紀　Aki Tanaka
　日本獣医生命科学大学／カリフォルニア大学 デービス校獣医学部

アメリカにおける災害動物医療 ……… 27

「災害動物医療と獣医師の役割―アメリカでの体制―」
　田中亜紀　Aki Tanaka
　日本獣医生命科学大学／カリフォルニア大学 デービス校獣医学部

「災害獣医学教育」
　田中亜紀　Aki Tanaka
　日本獣医生命科学大学／カリフォルニア大学 デービス校獣医学部

重油流出事故と野生動物の救助活動 ……… 39

「重油流出事故と野生動物の救助活動」
　皆川康雄　Yasuo Minagawa　NPO法人野生動物救護獣医師協会／東京環境工科専門学校

地域の活動

新潟県中越大震災における動物救護活動について ……… 47

「新潟県中越大震災における動物救護活動について」
　遠山 潤　Jun Toyama　新潟県福祉保健部生活衛生課

東日本大震災における支援活動 ……… 55

「東日本大震災を経験した現地獣医師のあゆみ
　『After3.11：現地獣医師の想い・苦闘・そしてこれから』座談会 in 仙台」

座長：小野裕之　Hiroyuki Ono
　一般社団法人日本臨床獣医学フォーラム常務理事事務局長／仙台市太白区・小野動物病院院長

パネリスト：
　安藤 太　Futoshi Ando　宮城県獣医師会所属／名取市那智が丘・那智が丘アン・ペットクリニック院長
　小野寺秀之　Hideyuki Onodera　宮城県獣医師会所属／宮城郡利府町・オノデラ動物病院院長
　河崎全宏　Masahiro Kawasaki　仙台市獣医師会所属／仙台市宮城野区・アウル動物病院院長
　中尾 淳　Atsushi Nakao　仙台市獣医師会所属／仙台市青葉区・アセンス動物病院院長
　丸山淳雄　Atsuo Maruyama　仙台市獣医師会所属／仙台市青葉区・丸山動物病院院長

地方獣医師会の取り組み ········ 67

「公益社団法人福岡県獣医師会VMAT 結成報告『地震空白地域からのメッセージ』」
　船津敏弘　Toshihiro Funatsu　公益社団法人福岡県獣医師会・災害時動物救護対策委員会／動物環境科学研究所

「群馬災害動物医療支援チーム（VMAT）の発足と活動について」
　小此木正樹　Masaki Okonogi　群馬県獣医師会・VMAT委員会委員長／小此木動物病院

「公益社団法人大阪府獣医師会における災害対策への取り組み」
　佐伯 潤　Jun Saeki　公益社団法人大阪府獣医師会会長／くずのは動物病院

「Special インタビュー　東京都の動物病院が考える災害時に対する心構えとその実践」
　小林元郎　Motoo Kobayashi　公益社団法人東京都獣医師会副会長／成城こばやし動物病院

熊本地震における支援活動 ········ 87

「熊本地震発生時からの活動と状況および災害救援活動の視点」
　平井潤子　Junko Hirai　公益社団法人東京都獣医師会／NPO 法人アナイス
　コラム：船津毎弘、小川篤志

熊本地震を踏まえた今後の被災ペット対策について ··· 99

「熊本地震を踏まえた『人とペットの災害対策ガイドライン』の策定について」
　則久雅司　Masashi Norihisa　環境省自然環境局総務課　動物愛護管理室
　※2018年7月より環境省環境再生・資源循環局参事官

これからの災害動物医療

災害時のシェルターメディスン ········ 115

「シェルターメディスン」
　田中亜紀　Aki Tanaka
　日本獣医生命科学大学／カリフォルニア大学 デービス校獣医学部

災害動物医療とIT ········ 119

「災害動物医療と情報」
　羽山伸一　Shin-ichi Hayama
　日本獣医生命科学大学 獣医学部 獣医学科野生動物学研究室 教授
　藤本順介　Junsuke Fujimoto　ふじもと動物病院

これからの災害動物医療 ········ 125

「これからの災害動物医療」
　羽山伸一　Shin-ichi Hayama
　日本獣医生命科学大学 獣医学部 獣医学科野生動物学研究室 教授

動物医療支援学とは何か

「『動物医療支援学』とは何か」

※MVM144号(2013年11月発行)
「第1回 『動物医療支援学』とは何か」
掲載内容を一部更新して掲載

「へき地動物医療と希少動物保護」

※MVM146号(2014年3月発行)
「第3回 へき地動物と希少動物保護」
掲載内容を一部更新して掲載

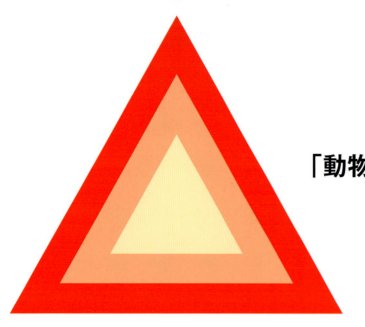

「動物医療支援学」とは何か

羽山伸一
Shin-ichi Hayama
日本獣医生命科学大学 獣医学部
獣医学科野生動物学研究室 教授

はじめに

　医療の原点は「医療を必要としているところへ医療を届けること」にある。それは医療の対象が人か動物かを問わない。

　今から250年あまり前、軍馬や産業動物の医療からはじまった獣医学は、その対象を家庭動物、実験動物、さらには野生動物へと広げ、いまやOne Healthを目指した地球全体の生命系までもが獣医学の守備範囲となった。これは先人たちが常に必要とされているところへ医療を届けようと努力し続けたことの証である。

　そして現在、獣医学は医療の質の向上を目標に掲げ、人医学と同様に先端動物医療へと道を切り開きつつある。しかし、いっぽうでいまだに必要とする医療の届かない地域や分野が存在する。

　たとえば、離島をはじめとして、動物医療が十分に提供できない地域は多い。家畜と野生動物との共通感染症である口蹄疫や高病原性鳥インフルエンザ（High Pathogenic Avian Influenza、HPAI）の流行に直面しても、病原体を媒介する野生動物対策に対応できる人材はまったく不足している。さらに東日本大震災での動物医療支援活動の例を挙げるまでもなく、災害動物医療の備えは明らかに不十分だった。

　ただし、これらの動物医療支援活動はきわめて公的な要素を含んでいるため、「公共動物医療」として行政機関を含めた新たな分野として位置付ける必要がある。なぜなら、個々の動物医療者の努力だけでは、その社会ニーズへの対応が困難と考えられるからだ。したがって、社会の仕組みとして動物医療を提供する、いわば公共的な支援を目的とした動物医療体制や新たな学問体系を確立することが求められる。このことは、動物医療者および獣医学が社会から期待される新たな使命といえるだろう。現状では、まだまだ未開拓の分野であるが、それでも各地でパイオニアワークといえる取り組みが進んでいる。個々に育まれた知識やスキルを統合し、将来的には動物医療支援のプロフェッショナルが活躍する日も来ると想像される。

　そこで、動物医療者および獣医学が社会的使命を果たすことができる時代を見据えて、本書では、こうした「動物医療支援」という新たな動物医療分野を俯瞰し、国内外における現状や今後の課題について具体的に紹介していきたい。もちろん、本書を手にとられる大多数の読者の関心が主に小動物医療分野である可能性が高いことを考慮し、また昨今の状況から災害動物医療に重点をおいた内容としたい。ただし、前述のように動物医療支援の対象は産業動物や野生動物など多岐にわたるため、これらは別途情報を整理して、将来的には体系化する必要がある。

動物医療支援活動と体系化の必要性

　公共的な動物医療支援が必要な分野として想定されるものとして、主に下記の4つに分類される。

> 1) 災害動物医療（共通感染症の感染爆発を含む）
> 2) シェルターメディスン
> 3) へき地動物医療
> 4) 野生動物医療

　これらは従来の獣医学や動物医療では対応してこなかった知識やスキルが必要とされ、それぞれの分野における専門性が求められる。いっぽうで、これらの動物医療活動は、往々にして個別の問題を解決する目的

で行われてきた。しかし、実際にはこれらの分野にかかわる地域や事象は個々に独立しているわけではないので、それぞれが深い関連性をもっている（図1）。また、災害時に必要とされる動物医療は、平常時における減災のための準備によって対応が変わるため、動物の適正飼育対策などを含む動物医療体制全般の整備状況と不可分のものである。

したがって、図1からも明らかなように、獣医学や動物医療者が個々の課題解決に取り組むだけではなく、あわせて公共的な動物医療支援という視点で全体を統合的に体系化していく必要がある。当然、これらを社会システムとして確立するためには、動物医療分野に留まらず、人間にとっての公衆衛生や社会福祉、あるいは自然環境などの政策分野にまたがる法政策的なアプローチも必要となるだろう。つまり、動物医療支援学とは、わが国の獣医学に決定的に欠けている「社会獣医学」分野を構成する学問体系と位置付けられるだろう。

人医学においては、すでに複数の大学で「医療支援学」の拠点が設置され、教育研究が行われている。さらに、医学教育モデル・コア・カリキュラム（平成22年度版）では、「医学・医療と社会」の分野で地域医療を位置付け、教育の到達目標として、「へき地・離島を含む地域社会における医療の状況、機能および体制等を含めた地域医療について概説できる」、「災害時における医療体制確立の必要性と現場におけるトリアージを説明できる」、「地域医療に積極的に参加・貢献する」ことなどが示されている。

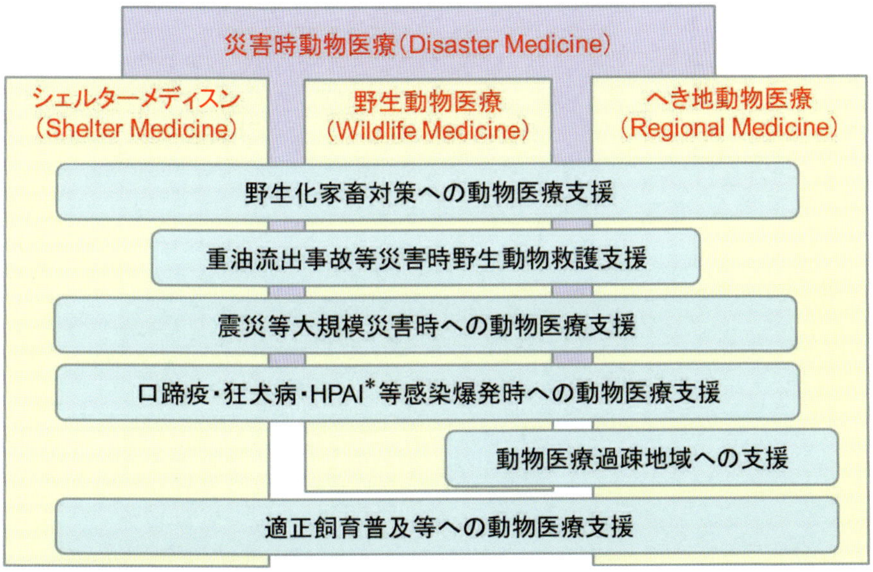

いっぽうで、獣医学モデル・コア・カリキュラム（平成24年度版）では、動物医療支援学にかかわる教育内容は項目が設定されておらず、わずかに獣医倫理・動物福祉学で「災害時における人間と動物の関わる獣医倫理」の項目で、一般目標としてのみ「災害時における被災動物や救助犬に対する倫理的対応を修得」と示されているに過ぎない。

前項で述べたように、わが国における公的な動物医療ニーズとしての動物医療支援活動はきわめて重要である。しかし、これまで動物医療支援活動に従事してきた動物医療者は多くいるが、これらの活動を学問として体系化し、さらに人材育成につなげるということは、取り組みとして乏しかった。したがって、今後は動物医療支援学を獣医学および動物医療における重要な分野と位置付け、社会ニーズに応えるべく獣医系大学における教育研究の体制を整備する必要がある。

▲ 動物医療支援活動の意義と課題

1) 災害動物医療

いうまでもなく、わが国は世界有数の災害発生国である。表1に示したように、人だけではなく、同時に多数の飼育動物も被災する（写真1、2）。

とりわけ被災動物数が甚大だったのは、東日本大震災後に発生した原発災害においてである。福島第一原子力発電所から半径20km以内の警戒区域では、住民全員の緊急避難により、放置された産業動物の数は膨大で、その推定頭数は、牛が約3,400頭（写真3）、豚が約3万1500頭、鶏が約63万羽にのぼる（農林水産省による）。これらの産業動物に加え、犬や猫などの家庭動物の多くも放置されたとみられ、警戒区域において狂犬病予防法に基づいて登録されている犬だけでも約5,800頭で、家庭動物全体では、その数倍にのぼると推定される。いまだにこの災害は終息していないので、全容が明らかになるには時間がかかりそうだが、いったん大規模災害が発生した場合、あらゆる状況を想定した対応方針と対策の準備が欠かせないことを思い知らされ

図1　動物医療支援学の全体像
＊高病原性鳥インフルエンザ：High Pathogenic Avian Influenza

災害動物医療 〜動物を救うことが人命や環境を守る〜

た。

　当然、こうした災害動物医療では短期間に多くの物資や従事者が必要となる。1995年に発生した阪神淡路大震災の場合、被災推計動物頭数は、犬4,300頭、猫5,000頭にも及んだ（兵庫県保健環境部調べ、全半壊世帯数58,940世帯から推計）。これらのうち、施設に収容された動物は約1,500頭、また何らかの医療処置を受けた頭数は約8,000頭であった。1995年1月26日から1996年5月29日までの約1年4ヵ月の間に、動物救援活動に参加したボランティア総数は、延べ21,769人に達した。

　さらに、今後も南海トラフ大地震など、大規模災害の発生が予想されている。東京都が2012年に見直した首都直下型地震の被害想定によると、最悪のシナリオでは約300万人が被災し、全半壊世帯数は約30万世帯にのぼる。これは単純に計算すると阪神淡路大震災の約6倍の規模に相当する。はたして、これだけの人と動物を都内だけで支えきれるだろうか。

　これまで、このような被害想定をもとにして、災害時に必要とされる動物医療支援体制に関する調査や研究はほとんど知られていない。日本獣医生命科学大学では、町丁単位の国勢調査データや全国の動物病院、避難所のデータをもとに、被災動物数や受け入れ可能状況をシミュレーションする「動物医療支援シミュレータ」（図2）を開発している（平成24年度文部科学省「私立大学教育研究活性化設備整備事業」による）。このシミュレータによって、被害想定と動物医療支援体制の現状とのギャップを明らかにし、行政、獣医師会、動物飼育者がエビデンスをもとに議論し、最適な対策を導きだせるようになることが期待される。

　さらに、感染爆発時に必要とされる動物医療支援活動も、短期間に多くの物資や従事者が必要とされる点で、災害動物医療といえるだろう。たとえば、

表1　主な大規模自然災害時における動物医療支援活動

年	災害	家庭動物の救護施設収容頭数	出典
1990	雲仙普賢岳噴火災害	犬158、猫28、家兎1	[1]
1995	阪神淡路大震災	犬1,040、猫507	[2]
2000	三宅島噴火災害	310	[5]
2004	新潟県中越地震	犬84、猫179、その他4	[6]
2011	東日本大震災	未終息	―

＊ほとんどの被災地で1,000頭を超す産業動物が避難対象となった

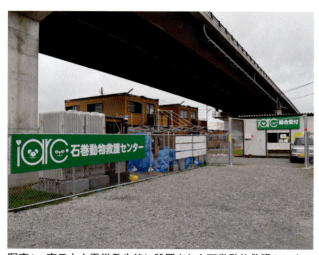

写真1　東日本大震災発生後に設置された石巻動物救護センター
（写真提供：余戸拓也先生）

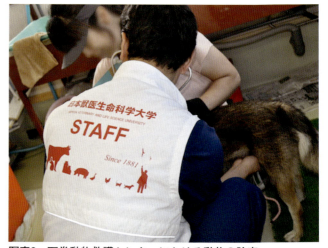

写真2　石巻動物救護センターにおける動物の診察
（写真提供：余戸拓也先生）

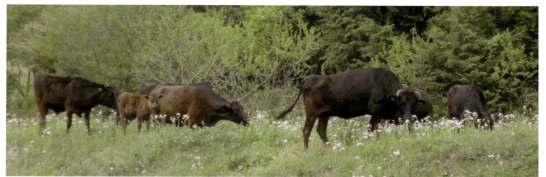

写真3　福島第一原子力発電所災害によって警戒区域内で野生化した牛（2011年5月26日、双葉町にて。写真提供：まるせ）

2010年に宮崎県で発生した口蹄疫の感染爆発時には、約29万頭の牛と豚を殺処分した。全国から獣医師が参加したが、産業動物に熟練した人材の確保や、空間的な感染拡大予測の情報ツールの欠如など、多くの課題を残した。また、これと前後して高病原性鳥インフルエンザが発生したことを受け、家畜伝染病予防法にはじめて野生動物の監視と対策が条文化された。しかし、これらの研究や人材育成は大きな課題となっている。

2) シェルターメディスン

シェルターメディスンとは、様々な理由によって行き場を失った動物たちのための医療である。主に以下の3つの分野に分けられる。

動物保護施設（アニマル・シェルター）における群管理のための医療

飼い主から飼育放棄されたり、迷子などで保護された動物たちが収容される施設では、履歴不明の動物が同居することにより、ストレスや感染症などを起因とした疾患に対応する必要がある。こうした施設内の動物の管理方法は一般病院での個体管理とは異なり、科学的根拠をもとに最善の対応策を見出し、動物の安楽死をなるべく減らすと同時に、新たな飼い主への譲渡を増やすことを目的とする動物医療が求められる。したがって、個体の福祉を確保しつつ、集団の健康も維持可能な群管理を基本とすることが必要となる。

大規模災害時における被災収容動物のための医療

前述したように、大規模災害時には、多くの被災動物を生むため、その避難場所を提供する必要がある。東日本大震災の教訓などから、飼い主との同行避難が求められるようになったが、いっぽうで多くの避難所では動物の持ち込みを規制しているのが現状である。

また、既設の動物収容施設や被災地域の動物医療施設だけでは収容能力に限界があり、臨時のシェルター施設が設置され（**写真4、5**）、多数の動物を収容している。そのため、ここで提供される動物医療の原則は上記の群管理と同様である。しかし、短期間に多数の動物が収容されるという状況は大規模災害に固有のものであり、そのうえライフラインの寸断や物資の不足などの悪条件も加わるため、過酷な状況で適切な動物医療を提供できるような研究や人材育成が必要である。

施設収容の原因となる動物虐待の対策と医療

動物収容施設における伴侶動物の問題として動物虐待が挙げられる。これは、人と動物の不適切な関係というだけに留まらず、場合によっては人間社会の健全性を損なう事態に発展しかねない問題と認識すべきだろう。日本の行政シェルターには行政司法権があり、動物虐待を取り締まる重要な役割があるが、実際に虐待に遭遇するのは一般病院の臨床獣医師でもあり、虐待の診断や摘発方法などに対する臨床獣医師の意識を高めるためにもシェルターメディスンでは、直接的な

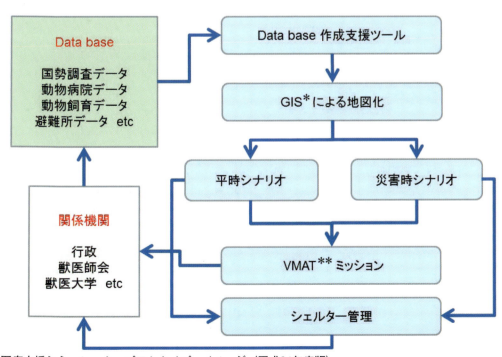

図2 動物医療支援シミュレータ・プロトタイプ・イメージ（平成24年度版）
*地理情報システム（Geographic Information System）　**動物医療支援チーム（Veterinary Medical Assistance Team）

災害動物医療　〜動物を救うことが人命や環境を守る〜

治療から虐待行為を根絶するための動物医療支援まで、幅広く動物虐待対策に取り組んでいる。

当然、動物収容施設内の医療活動だけでは動物虐待は根絶できない。虐待の兆候に気付くのは、むしろ一般病院での診察時が多く、動物虐待が行われている家庭の8割で家庭内暴力が行われているともいわれている[4]。したがって、この問題の知識や治療技術は、すべての臨床医が身につけておくべきものであり、さらには地域社会と動物医療者が日常的に連携をもつ必要がある。

3) へき地動物医療

人医療における「へき地」とは、「交通条件及び自然的、経済的、社会的条件に恵まれない山間地、離島その他の地域のうち、医療の確保が困難である地域をいう。無医地区、無医地区に準じる地区、へき地診療所が開設されている地区等が含まれる。」と定義されている（厚生労働省による）。ここでいう無医地区とは、「医療機関のない地域で、当該地域の中心的な場所を起点として概ね半径4kmの区域内に人口50人以上が居住している地域であって、かつ、容易に医療機関を利用できない地区のことをいう」である（2009年現在、日本国内において705地区）。

同様の観点で「動物医療へき地」を定義している例を知らないが、経験的には人医療と比べものにならないほど多いと予想される。このような動物医療へき地こそ、公共的動物医療が求められると考えられ、産業動物医療に関しては獣医師の確保事業など、行政が乗り出している地域もある。いっぽうで、家庭動物医療に関しては、一部の地域で獣医師会などと行政がタイアップした巡回診療が実施されるようになったが、いまだ政策的な取り組みは見当たらない。

実は、希少野生動物の生息地のほとんどが動物医療へき地に重なる。したがって、希少野生動物が交通事故等で負傷したり、衰弱等で救護されても、動物医療を提供することができないために救命率が低い状況にある。さらに、飼育動物へも動物医療が提供されないため、たとえば、繁殖が制限できずに飼い主のいない猫が増えたことによって希少野生動物が捕食されるといった問題が発生している。

こうした事態を解決するために、動物医療団を現地へ派遣するなどの活動を行ってきた獣医師会もある。九州地区獣医師会連合会では、2001年にヤマネコ保護協議会を設置して会員からの募金をもとにツシマヤマネコとイリオモテヤマネコの生息地である長崎県対馬市と沖縄県竹富町（西表島）へ定期的な動物医療団の派遣や家庭動物の適正飼育普及活動を行ってきた[13]。また、東京都獣医師会は2005年から東京都小笠原村における希少動物の救護活動や動物医療団の派遣事業を通じて、小笠原諸島の世界自然遺産登録をバックアップしてきた（写真6、7）。

これらの取り組みは、日常的な動物医療の提供とは、単に治療行為に留まらず、動物との適切な関係を地域に定着させるまでであることを示している。沖縄県獣医師会が中心となり、沖縄県やんばる地域で飼い猫へのマイクロチップ装着や不妊処置などを提供する動物医療支援活動は、2005年にわが国で初となるマイクロチップ義務化条例を生んだ（詳細は、次章）。獣医学モデル・コア・カリキュラムで「個体登録」や「マイクロチップ」が教育目標に掲げられていない現状から考えれば、画期的な取り組みといえる。

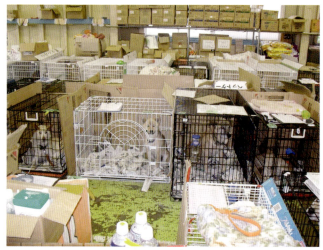

写真4、5　東日本大震災発生後に設置された動物シェルターの例（写真提供：田中亜紀先生）

「動物医療支援学」とは何か

4）野生動物医療

野生動物（鳥類および哺乳類）は、鳥獣保護管理法によって許可なく捕獲をすることが禁じられているため、たとえ善意であっても無許可で救護や治療を行うことはできない。こうした背景もあり、わが国では永らく野生動物救護事業は都道府県による鳥獣行政の一環となってきた。この間に、県によっては専門の救護施設を設置し、獣医師を配置しているところもある。また、動物園や獣医師会に委託するなど、すべての都道府県で何らかの救護体制は整備されてきた。

いっぽうで、希少鳥獣はまだしも、有害鳥獣や外来動物の救護を行政が税金を使って行うことに対する批判もあり、諸外国のような民間主導の体制整備が検討される必要があるだろう。たとえば、アメリカにはNWRA（National Wildlife Rehabilitators Association、全米野生動物リハビリテーター協会）という民間団体があり、州政府などの認定リハビリテーターを中心に350ヵ所近い施設で年間10万頭以上の野生動物を扱っている。またこの団体が提供する環境教育プログラムの受講者は、年間84万人にものぼる。

こうした民間の人材を活用しながら、公共的動物医療支援活動としての野生動物医療を行っている分野がわが国でも存在する。それは、タンカーの座礁などによる大規模な油流出事故の際の野生動物救護活動である（写真8）。わが国は、1990年にOCRP条約（油による汚染にかかわる準備、対応および協力に関する国際条約）に加盟し、その後の1995年に同条約に基づく「油汚染事故への準備及び対応のための国家的な緊急時計画」を閣議決定したことが背景にある。このなかで、大規模事故の発生時に緊急対応可能な動物医療体制の構築が求められたのである。

しかし、その準備をする間もなく、1997年に福井県沿岸でナホトカ号座礁事故が発生してしまった[3]。これにより大量の油流出事故が発生し、福井県では170羽（うち生存個体72羽）の水鳥が回収され、34羽が野生復帰された。この事故の教訓から、早急に大規模な油流出事故発生時に対応できる技術者の養成を行うことが確認され、ようやく2000年に環境省が水鳥救護研修センター（東京都日野市）を設置した。この施設の運営は、NPO法人野生動物救護獣医師協会が委託を受け、全国の獣医師や野生動物関係者を対象に毎年研修を実施している。2012年度までの受講者総数は710名（内、獣医師139名）にのぼる。

求められる動物医療支援活動の制度と体制

これまで述べてきた動物医療支援活動を実際に展開

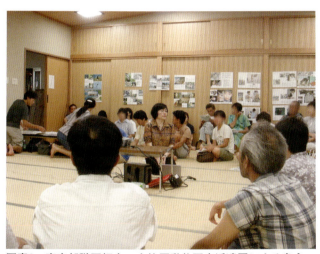

写真6　東京都獣医師会・小笠原動物医療派遣団による島ネコ懇談会（故 中川美穂子先生の講演会）

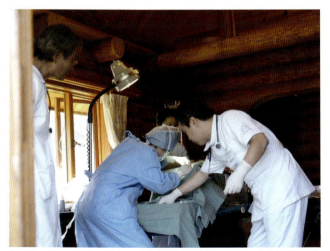

写真7　東京都獣医師会・小笠原動物医療派遣団による不妊手術

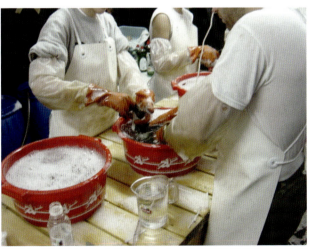

写真8　2002年のスペイン沖タンカー沈没事故に伴う油汚染水鳥の洗浄（写真提供：野生動物救護獣医師協会）

災害動物医療　〜動物を救うことが人命や環境を守る〜

していくことは、我々動物医療者の使命感と行動力にかかっている。しかし、それらの活動をスムーズにすすめるためには、動物医療活動に対する社会的認知としての制度整備や、活動の効果を発揮するための実行体制が必要となる。具体的な事例として、災害動物医療に関連する問題をここでは紹介する。

1) 災害救助に関する法制度と動物医療支援活動

東日本大震災でも明らかになったように、大規模災害で救助が必要と判断された場合、高速道路の通行や物流などは、人命にかかわる救助活動が優先される。当然、動物医療支援活動などは、それらの活動が一段落するまで後回しにされる。

しかし、家族同様となってきた家庭動物の飼育数が18歳未満人口より多くなった事実や、取り残された家畜なしに生計が成り立たない畜産農家、さらには災害後の人と動物にかかわる様々な状況を考えると、果たして現状の仕組みでよいのか疑問である。

このような状況を変え、災害発生時に動物医療支援活動をスムーズに展開できるようにするためには、まずは災害救助法のなかに動物医療を位置付けなければならない（図3）。災害救助法第二十三条では、大規模災害時において優先される救助の種類が規定されているが、動物医療は含まれていない。また、第二十四条では、都道府県知事が特定の技術者をその救助に従事させることができると定めているが、これらの技術者に獣医師をはじめとする動物医療関係者は含まれていない（災害救助法施行令第十条）。したがって、現状では法的に動物医療支援活動を災害発生時に行うことは事実上困難である。

さらに、災害救助法第三十三条では、第二十三条で規定した救助活動に要する費用は、当該の都道府県が支弁することになっている。人の医療費が災害時に無料化されるのもこの一環である。ところが、動物医療支援活動で治療行為やドックフードなどの物資を無償で提供した場合、被災地域の動物病院やペットショップに対しては直接的に経済的損失を与えかねない。

もちろん、改正を検討すべき法制度は災害救助法に留まらず、防災関係の法制度全体に及ぶ問題である。動物医療支援活動が地域住民や社会の健全性維持に不可欠であることを伝えるいっぽうで、少しずつでも法制度に位置付けられるよう動物医療者が努力する必要がある（詳細は最終章で述べる）。

2) 災害時における動物医療支援チーム

油流出事故に対応する野生動物医療体制でも述べたように、人材育成の取り組みは、災害時動物医療の分野はもちろんのこと、動物医療支援活動全体で必要と

○災害救助法
第二十三条　救助の種類は、次のとおりとする。
一　収容施設（応急仮設住宅を含む。）の供与
二　炊出しその他による食品の給与及び飲料水の供給
三　被服、寝具その他生活必需品の給与又は貸与
四　医療及び助産
五　災害にかかつた者の救出
六　災害にかかつた住宅の応急修理
七　生業に必要な資金、器具又は資料の給与又は貸与
八　学用品の給与
九　埋葬
第二十四条　都道府県知事は、救助を行うため、特に必要があると認めるときは、医療、土木建築工事又は輸送関係者を、第三十一条の規定に基く厚生労働大臣の指示を実施するため、必要があると認めるときは、医療又は土木建築工事関係者を、救助に関する業務に従事させることができる
第二十六条　都道府県知事は、救助を行うため、特に必要があると認めるとき、又は第三十一条の規定に基く厚生労働大臣の指示を実施するため、必要があると認めるときは、病院、診療所、旅館その他政令で定める施設を管理し、土地、家屋若しくは物資を使用し、物資の生産、集荷、販売、配給、保管若しくは輸送を業とする者に対して、その取り扱う物資の保管を命じ、又は物資を収用することができる。
第三十三条　第二十三条の規定による救助に要する費用（救助の事務を行うのに必要な費用を含む。）は、救助の行われた地の都道府県が、これを支弁する。

○災害救助法施行令
第十条　法第二十四条第一項 及び第二項 に規定する医療、土木建築工事及び輸送関係者の範囲は、次のとおりとする。
一　医師、歯科医師又は薬剤師
二　保健師、助産師、看護師、准看護師、診療放射線技師、臨床検査技師、臨床工学技士、救急救命士又は歯科衛生士
三　土木技術者又は建築技術者
四　大工、左官又はとび職
五　土木業者又は建築業者及びこれらの者の従業者
六　鉄道事業者及びその従業者
七　軌道経営者及びその従業者
八　自動車運送事業者及びその従業者
九　船舶運送業者及びその従業者
十　港湾運送業者及びその従業者

図3　災害救助法および災害救助法施行令（一部抜粋）

考えられる。

　人医療では、阪神淡路大震災に被災地における医療体制だけでは被災者を救命できなかったという教訓から、緊急時に広域から医療支援できるチームの育成が2005年からはじまった。厚生労働省では、5名程度の医師、看護師、調整員で構成される災害医療支援チーム（Disaster Medical Assistance Team、DMAT）を1,000チーム育成することを計画した（2012年6月現在、1,030チーム、隊員数6,416名）。DMATは、災害発生時から72時間以内に活動できるように専門的なトレーニングを受けており、東日本大震災では、380チームが現地派遣された。

　DMATが緊急時対応を主な目的に育成されるいっぽうで、長期化する被災地での医療支援の観点から、日本医師会は2010年に開業医を中心とする災害医療チーム（Japan Medical Association Team、JMAT）の育成をはじめた。直後に発生した東日本大震災でも、発生後4ヵ月間だけで1,395チーム、7,292名が派遣されている。

　アメリカでは、災害時や緊急時に動物に高い質のケアを提供するために初期対応を行う動物医療支援チーム（Veterinary Medical Assistance Team、VMAT）が活躍している。VMATは、アメリカ獣医師会が育成するもので、家庭動物、産業動物、動物園動物や野生動物など、あらゆる動物に対して、多くのボランティアたちの協力の下で、危機的な状況に必要なケアを提供できるようにしている[16]。

　アメリカ獣医師会は、1992年に発生したハリケーンでの教訓から、VMAT育成プログラムの検討を開始した。1993年には、アメリカ獣医師会と連邦保健福祉局が、緊急時における動物医療の準備や対応を支援するための官民協働事業として、VMAT育成プログラムを推進する協定を締結した。その後2007年までの間、連邦職員と獣医師会のチームは、災害時に協力して活動を行った。

　2008年に、連邦政府の方針が変更になり、災害時動物医療体制が2つに再編された。連邦政府は災害時動物医療対応チーム、獣医師会はVMATとして活動している。これ以降のVMATは、州政府との協働を目的とした新たな活動をすすめることとし、基金の創設も行った。新たなVMAT活動は、州を単位としつつ、連邦政府のチームの活動のギャップを埋めることを目指している。

　わが国でも、東日本大震災での教訓を踏まえ、いちはやく福岡県獣医師会がVMATの育成に乗り出した[10]。おそらく、他の地域でも同様の動きが出ると予想されるため、関係者が情報を共有しながら、効率的かつ効果的な人材育成を進めることが期待される。その意味では、獣医科大学の役割も責任も重いと考えられ、本書がその一部を担えるよう努力したい。

参考文献

[1] 長崎県獣医師会:雲仙普賢岳噴火に伴う愛玩動物等救援事業決算報告, 37, 1993.
[2] 兵庫県南部地震動物救援本部活動の記録編集委員会　編:大地震の被災動物を救うために:兵庫県南部地震動物救援本部活動の記録, 389, 1996.
http://www.lib.kobe-u.ac.jp/directory/eqb/book/7-156/index.html
[3] 油汚染水鳥救護福井の会　編:ナホトカ号重油流出事故による水鳥救護の記録, 60, 1997.
http://www.erc.pref.fukui.jp/gbank/reports/nakhodka/nakhodka.pdf
[4] DeViney, E., J. Dickert, and R. Lockwood:The care of pets within child abusing families. Cruelty to Animals and Interpersonal Violence. Ed. Randal Lockwood and Frank R. Ascione. West Lafayette: Purdue, 305-313, 1998
[5] 三宅島噴火災害動物救援本部:三宅島噴火災害動物救援活動報告書. 三宅島噴火災害動物救援本部, 222, 2003.
[6] 新潟県中越大震災動物救援本部:新潟県中越大震災動物救済本部活動の記録, 99, 2006.
http://www.niigatakenju.or.jp/05aigo/05pdf/04cyuetujishin.pdf
[7] 山本保博・鵜飼卓・杉本勝彦 監修:災害医学, 南山堂, 484, 2009.
[8] 日本集団災害医学会:DMAT 標準テキスト, へるす出版, 427, 2011.
[9] 長嶺 隆:イエネコ～もっとも身近な外来哺乳類, 山田ほか編「日本の外来哺乳類」, 東京大学出版会, 285-316,2011.
[10] 福岡県獣医師会:緊急災害時における動物救護のガイドライン, 30, 2012.
http://www.e-fukujyu.com/pdf/ippan/2012/0831.pdf
[11] 松木洋一ほか:東日本大震災下の動物たちと人間の記録, 畜産の研究, 66:1-64, 2012.
[12] 高久史麿 監修:震災医療とIT, ライフメディコム, 209, 2012.
[13] 九獣連ヤマネコ保護協議会:九獣連ヤマネコ保護協議会13年の歩み, 九州地区獣医師会連合会, 62, 2012.
[14] 東日本大震災緊急災害時動物救援本部評価委員会:緊急災害時動物救援本部評価委員会報告書－中間報告－, 26, 2013.
[15] 羽山伸一ほか:東日本大震災下の動物たちと人間の記録～野生動物編, 畜産の研究, 67:1-64, 2013.
[16] アメリカ獣医師会VMAT
https://www.avma.org/professionaldevelopment/trainingandservice/vmat/pages/default.aspx

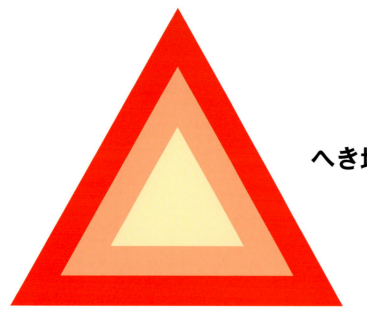

へき地動物医療と希少動物保護

羽山伸一
Shin-ichi Hayama
日本獣医生命科学大学 獣医学部
獣医学科野生動物学研究室 教授

はじめに

　前章の「『動物医療支援学』とは何か」で、公共的な動物医療支援が必要な分野として想定されるのは、主に災害動物医療（共通感染症の感染爆発を含む）、シェルターメディスン、へき地動物医療、野生動物医療の4つに分類されると紹介した。いずれも不可分の分野ではあるが、本章では「へき地動物医療」に焦点をあてる。

　ところで、前提となる「動物医療へき地」に関しては現在法令等や定義はなく、その実態も不明のままである。人医療では、厚生労働省が「医療機関のない地域で、当該地域の中心的な場所を起点としておおむね半径4kmの区域内に人口50人以上が居住している地域であって、かつ、容易に医療機関を利用できない地区」を「無医地域」として定義し、その対策にあたっている。

　これと同様の定義で考えた場合、動物医療へき地はどの程度存在するのだろうか。試みとして、日本で最も人口が多い東京都を例に、家庭動物を対象とした動物医療へき地を抽出してみよう。図1は、動物医療支援シミュレータで2010年に実施された国勢調査の人口統計と全国動物病院データベース2012年版を用いて、東京都の町丁単位における犬の推定飼育頭数と動物病院をマップ化したものである。それぞれの病院から4kmのバッファーを発生させ、動物医療の空白域を都内全域（小笠原村を除く）で表示した。これをみると、動物医療の提供を受けられない地域が東京都にも広く存在し、同様の動物医療へき地が全国では相当な面積に達していると容易に想像される。

　産業動物医療に関しては獣医師の確保事業など、へき地動物医療対策に行政が乗り出している地域もある。いっぽうで、家庭動物医療に関しては、一部の地域で獣医師会などと行政がタイアップした巡回診療が実施されるようになったが、いまだ政策的な取り組みは見当たらない。そこで、本章では家庭動物医療の分野に絞って、その課題と解決に向けた取り組みを動物医療支援学の立場から論じることにする。

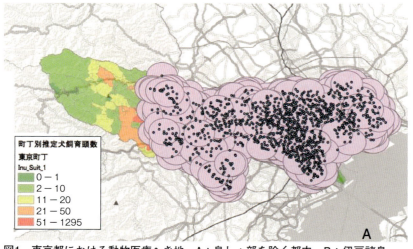 

図1　東京都における動物医療へき地　A：島しょ部を除く都内、B：伊豆諸島

へき地動物医療と希少動物保護

へき地動物医療の課題

1) 飼育動物頭数の推定

　へき地動物医療の課題を検討するにあたり、人医療の場合から考えれば、最も基本的なデータは地域における飼育動物頭数である。しかし、背景となる法令がないこともあり、動物の飼育実態はほとんど把握されていないのが実情である。もっとも、狂犬病予防法では、飼育犬の個体登録と狂犬病ワクチンの接種が飼育者に義務付けられ、違反すれば罰則も課せられる。したがって、これらに関する統計資料は存在するが、これとて地域によっては実態と大きく異なることが知られている。これでは、たとえ動物医療が十分に提供可能な地域にあっても、これらの義務が果たされていなければ、そこは実質的な動物医療へき地といわざるを得ない。

　こうした家庭動物の飼育実態に関して、全国規模で実施された唯一の調査資料に、一般社団法人ペットフード協会が2010年から公表している「犬猫飼育実態全国調査」(2009年までは犬猫飼育率全国調査)がある。このデータはきわめて重要なものであり、ここで提供される世帯当たりの飼育率は、地域ごとの飼育頭数の推定や動物医療へき地を抽出するには欠かせない。

　しかし、猫の飼育形態は地域により様々で、また屋外飼育猫以外にも住宅地や集落に依存している飼い主のいない猫も多い。こうした課題と動物医療の提供状況との関連などを明らかにするためには、地域に即した実態把握が不可欠となる。

　東京都福祉保健局では、動物行政施策の基礎資料として、これまで3回（1997年、2006年、2011年）にわたり都内での都市計画区域を対象に大規模な犬猫の飼育実態調査を実施している。表1は2011年に実施された結果の抜粋である。都内では、犬67万頭、猫105万頭が飼育され、また野良猫も6万頭いると推計された。とくに猫の個体数を推定するために、現地調査を実施しているため、アンケート調査よりは実態に近いと考えられる。

　また、長崎県対馬市では、後述する「ネコ適正飼養条例」の施行にあたり、2009年から市内の全戸調査による飼育動物実態調査を実施している（表2）。対馬市の人口は約3万5千人であり、この規模の自治体を対象とした全戸調査としては最大規模のものだろう。この結果から、犬の登録はほぼ100％であることがわかる。また、対馬は漁村が多いこともあり、世話猫（集落に依存している飼い主のいない猫）が多いのが特徴である。対馬では、市域の大半が動物医療へき地となるため、これらの猫の適正管理が大きな課題となっている。

2) 公衆衛生上の課題

　動物医療へき地であるか否かにかかわらず、公衆衛生上で最大の課題は狂犬病対策である。個体登録を基

表1　東京都における犬および猫の飼育実態（2011年）

パラメータ		単位	犬	猫	出典
推定飼育頭数		頭	67万	105万	東京都福祉保険局による調査
推定野良頭数		頭	―	6万	
飼育世帯数比率	一戸建て	%	19.0	12.5	
	集合住宅	%	4.5	8.9	
	その他	%	10.0	0.0	
平均飼育頭数	一戸建て	頭	1.24	1.84	
	集合住宅	頭	1.09	1.59	
	その他	頭	1.00	0.00	
屋外飼育率	一戸建て	%	9.1	26.1	
	集合住宅	%		12.5	
	その他	%		0.0	
災害時の対応	同行可能	%	77.3	52.0	
	自宅に置く	%	9.1	21.7	
	放逐する	%	2.1	7.4	
マイクロチップ挿入率		%	11.7	3.5	
登録頭数		頭	50万	―	厚生労働省統計
狂犬病注射頭数		頭	37万		
接種率		%	74.0		
推定登録率		%	75		上記調査結果から計算
推定接種率		%	55		

表2　長崎県対馬市における犬および猫の飼育実態（2011年度）

パラメータ	単位	犬	猫	出典
総世帯数	世帯	13,832		平成22年国勢調査
調査世帯数	世帯	9,597		対馬市、NPO法人どうぶつたちの病院・対馬プロジェクト（越田雄史理事）
調査世帯率	%	69.4		
推定飼育頭数	頭	1,763	1,929	
推定マイクロチップ挿入率	%	―	55	
推定世話ネコ頭数	頭	―	1,799	
登録頭数	頭	1,881		対馬保健所統計
狂犬病注射頭数	頭	1,001	―	
接種率	%	53.2		

本としてワクチン接種の義務化によって先人たちが狂犬病を根絶したことを忘れてはならない。へき地動物医療は、この1点だけでも必要性があるといえる。

しかし、表2をみても明らかなように、動物医療へき地である対馬市では犬の登録率はほぼ100％であるにもかかわらず、狂犬病ワクチンの接種率は53.2％足らずである。しかも、動物医療が十分に提供されている東京都でさえ登録率やワクチン接種率はあまりにも低く、ゆゆしき事態である。折しも、2013年7月に台湾で52年ぶりに狂犬病の発生が確認された。しかも、感染しているのは野生動物のイタチアナグマで、すでに台湾の森林地域に広く蔓延していることが明らかとなった。韓国でも10年前からタヌキによって徐々に感染地帯が南下しており、日本にとって対岸の火事といっていられる状況ではない。

動物医療へき地では、森林率も高く野生動物と飼い犬の接触頻度が高い可能性がある。こうした事態は、台湾や韓国の前例が示している。日本への侵入や蔓延を抑止するには、都市地域は当然のこと、動物医療へき地こそ狂犬病対策を徹底する必要がある。

3）動物福祉上の課題

動物医療が十分に提供されない地域では、当然のことながら不妊処置や適正飼育の指導を受けにくくなる。この結果、不必要な繁殖や不適切な飼育によって、飼育動物の遺棄や逸走が問題となっている。世帯当たりの動物病院数と殺処分頭数とで有意な回帰式（$p<0.01$）が得られることから（図2）、動物医療は少なからず適正飼育の普及に貢献している可能性がある。しかし、飼い主や地域が積極的に適正飼育をすすめようとしても、動物医療へき地ではハードルが高く、動物医療支援活動が求められる。

4）希少動物保護上の課題

希少野生動物の生息地のほとんどが動物医療へき地に重なる。したがって、希少野生動物が交通事故や衰弱等で保護されても、動物医療を提供することができないために救命率が低い状況にある。さらに、飼育動物へも動物医療が提供されないため、たとえば、繁殖が制限できずに飼い主のいない猫が増えたことによって希少野生動物が捕食されるといった問題が全世界的に発生している（図3）。

また、動物医療が提供されないために、飼育動物における感染症対策が立ち行かず、その結果として飼育動物から希少動物に致死性の感染症が伝播し、絶滅のリスクが高まっている例もある。日本でも、長崎県対馬市に生息するツシマヤマネコにイエネコのFIV（ネコ免疫不全ウイルス）が感染していることが1996年に発見され、現在までに3例が確認されている。

⚠ 課題解決に向けた取り組み

これまで述べた多くの課題を解決するために、動物医療団を現地へ派遣するなどの動物医療支援活動を行ってきた獣医師会もある。これらの取り組みは、単

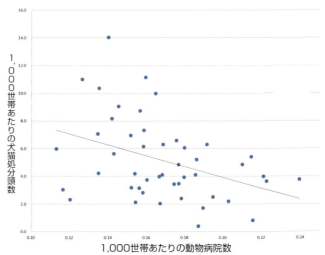

図2　都道府県における1,000世帯当たりの動物病院数と犬猫の殺処分頭数との関係（動物病院データベース2012と厚生労働省統計資料から作成）

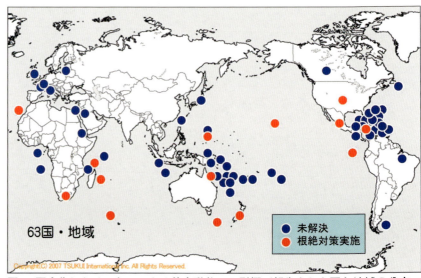

図3　野生化したイエネコによる希少動物への影響が報告された国と地域の分布
（IUCN・世界の外来種ワースト100から作図）

へき地動物医療と希少動物保護

に治療行為に留まらず、動物との適切な関係を地域に定着させることまでを含むものであり、また地域固有の希少動物を保護することも重要な目的となっている。当然、これらを実現するためには社会制度の整備など、政策的な提言活動も欠かせない。

先駆けとなったのは、沖縄県の獣医師グループだった。2002年に沖縄県やんばる地域の希少動物を保護するため、環境庁（当時）が野生化していたマングースとイエネコの捕殺に踏み切ると発表したことがきっかけであった。国内外の動物保護団体から猫の捕殺に対しては大きな批判が出ていたのだ。やんばる地域は3つの村から構成され、総人口が約1万人だが、動物病院がない動物医療へき地であった。

そこで、獣医師グループでは、飼い猫へのマイクロチップ装着や不妊化処置などを提供する動物医療支援活動を開始した。その後、沖縄県獣医師会が主体の環境省モデル事業となり、ついに2005年には日本で初となるマイクロチップ個体登録義務化条例を生んだのである。

この結果、非登録個体の保護収容が環境省によって事業化され、保護されたイエネコを新たな飼い主へ譲渡することが進んだ。さらに最近では、マングースの捕獲対策とあいまって、やんばる地域に生息する希少動物に復活の兆しがみえている。

この沖縄での動物医療支援活動の経験が、今や全国に波及しつつある（表3）。ここでは、へき地動物医療支援活動として行われた、長崎県対馬市における感染症対策および東京都小笠原村における離島動物医療対策について紹介する。

1) 長崎県対馬市における動物医療支援活動

九州地区獣医師会連合会（以下、九獣連）では、地域の希少動物である2種のヤマネコを保護する目的で2001年にヤマネコ保護協議会を設置し、会員からの募金をもとにツシマヤマネコとイリオモテヤマネコの生息地である長崎県対馬市と沖縄県竹富町（西表島）へ定期的な動物医療団の派遣や家庭動物の適正飼育普及活動を行ってきた。

表3　マイクロチップ個体登録義務化条例の施行状況（2013年12月現在）

地域名	小笠原諸島	西表島	対馬	やんばる	奄美大島	天売島
自治体名	東京都小笠原村	沖縄県竹富町	長崎県対馬市	沖縄県国頭村・東村・大宜味村	奄美市・龍郷町・大和村・宇検村・瀬戸内町	羽幌町
影響を受けている希少動物	アカガシラカラスバト、ハハジマメグロ、海鳥など	イリオモテヤマネコなど	ツシマヤマネコなど	ヤンバルクイナ、ホントウアカヒゲ、ノグチゲラ、オキナワトゲネズミ、ケナガネズミなど	アマミトゲネズミ、ケナガネズミ、アマミノクロウサギなど	ウミガラス、ウトウなど
主な影響	捕食	競合、感染症の媒介	競合、感染症の媒介	捕食	捕食	捕食
マイクロチップ登録条例制定年	2010年（1996年の条例を改正）	2008年（2001年の条例を改正）	2010年	2005年（3村同時制定）	2011年	2012年
飼い主のいない猫の捕獲等	条例により捕獲後、獣医師会有志の病院へ搬送し馴化後に譲渡	連絡会議による保護収容（全島）	協議会による保護収容（FIV感染高リスク地域）、不妊化放獣	マングース捕獲事業（環境省・沖縄県）および村で捕獲された個体を条例に基づき譲渡	環境省：マングース捕獲事業およびノネコ捕獲事業で捕獲された個体を環境省奄美野生生物保護センターへ搬送、馴化後に譲渡 奄美市：野良猫の個体数削減を図る（不妊化放獣）モニタリング調査事業	試験的に3頭の猫を捕獲して馴化中（北海道獣医師会が協力）
実施体制	小笠原ネコに関する連絡会議（国、都、村、NPO等）	西表ペット適正飼養連絡会議（国、県、町、NPO等）	対馬地区猫適正飼養推進連絡協議会（国、県、市、NPO等）	北部地域飼養動物の適正飼養推進連絡会（国、県、市、NPO等）	検討体制として奄美大島ノイヌ・ノネコ対策検討会（および下部組織としての奄美大島ノネコ対策ワーキンググループ、奄美大島野良猫対策ワーキンググループ）があるが、実施体制は未整備	羽幌町、地元NPO、環境省、北海道獣医師会が連携
獣医師団体の関与	（公社）東京都獣医師会、NPO法人どうぶつたちの病院	九州地区獣医師会連合会ヤマネコ保護協議会、NPO法人どうぶつたちの病院沖縄	九州地区獣医師会連合会ヤマネコ保護協議会、NPO法人どうぶつたちの病院	（社）沖縄県獣医師会、NPO法人どうぶつたちの病院沖縄	大島地区獣医師会	（公社）北海道獣医師会
課題	臨床獣医師が常勤する動物医療施設がない	新たな飼育動物の移入があり、検疫制度の強化も含めた条例改正を検討中	対象となる面積や人口（約3.5万人）が大きく、全域での対策が困難。また、世話猫等の対策が未着手	登録率が低い村もあり、地域的には野良猫の増加も懸念される	対象となる面積や人口（約6.4万人）が大きく、短期的に効果を出すのが困難。飼い猫の登録率が低い地域もあり、実頭数を把握しきれていない	猫の馴化後の飼養受入者が未定

災害動物医療　〜動物を救うことが人命や環境を守る〜

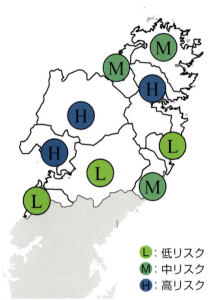

図4　2006年におけるツシマヤマネコにおけるFIV感染リスクマップ　Hayama et al (2010) より作成

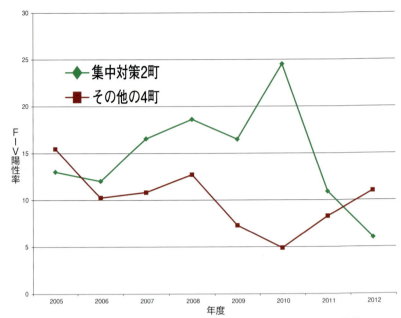

図5　対馬市（旧6町）におけるイエネコのFIV陽性率の経年的推移
対馬市動物適正飼養推進協議会資料より作成

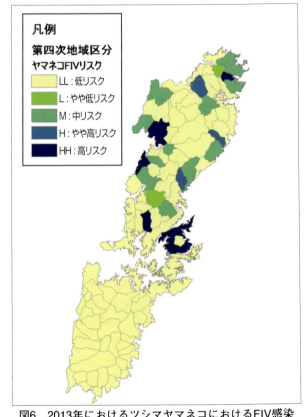

図6　2013年におけるツシマヤマネコにおけるFIV感染リスクマップ　提供：NPO法人どうぶつたちの病院

　これらの活動のきっかけとなったのは、前述したようにイエネコからヤマネコへのFIV感染が発見されたことによる。この感染を予防するには、イエネコの野生化と適正飼育の普及が欠かせない。しかし、当時はいずれの地域にも家庭動物を対象とした常勤の獣医師がいなかった。とくに、対馬市では人口が多いためにイエネコの飼育頭数も数千頭規模と予想され、さらに感染拡大の予兆もあったために対策が急がれた。いっぽうで、動物医療団の派遣は月に1回であり、対馬市全域での対策には限界があった。

　そこで、有志の獣医師が中心となり、NPO法人どうぶつたちの病院が設立され、2004年に対馬ではじめての動物病院を開設した。こうして九獣連や環境省や地元行政からの支援もあり、これまでに2,000頭を超える飼い猫の不妊化、個体登録、ワクチン接種などを行ってきた。もっとも、初期の段階では対馬市の全地域を対象に実施していたが、またヤマネコの生息が確認できなくなった下島地域からの受診が多く、FIVの陽性率は上昇するばかりであった。そこで、2006年にイエネコのFIV感染状況を疫学的に解析した結果、上島の特定地域で陽性率が高く、ヤマネコの生息密度との対比からFIV感染高リスク地域で集中的に対策を行うことが効果的であるとわかった（図4）。

　それ以降、高リスク地域を中心に対策を進めた結果、FIV陽性率は低下に転じ（図5）、ヤマネコでの陽性個体も確認されていない。また、全戸調査による飼育動物の実態把握が進んだため、より精密な感染リスクマップをつくることができるようになった（図6）。まだ高リスク地域は残っているが、大幅にその範囲は縮小していることがわかる。

　今後は、ヤマネコが下島に生息分布を拡大できるように、下島でのイエネコ対策を支援していく必要がある。対馬市では、2010年にイエネコのマイクロチップ登録義務化の条例を制定し、本格的な対策に乗り出し

へき地動物医療と希少動物保護

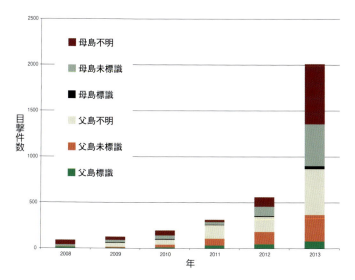

図7 小笠原の父島および母島におけるアカガシラカラスバトの目撃件数(非繁殖期、環境省資料による)

た。これらの動物医療支援活動を維持するための財政的裏付けなどが定まっていないため、今後、行政による公的な動物医療の在り方を検討する必要がある。

2) 東京都小笠原村における動物医療支援活動

東京都獣医師会は、2005年から東京都小笠原村における希少動物の救護や動物医療団の派遣などの動物医療支援活動を通じて、小笠原諸島の世界自然遺産登録を支援し、さらに希少動物の回復に資する事業を継続している。

小笠原村は、人口が約2,500名で常設の動物病院はない。本土への交通は週1便のフェリーのみで、約1,000 kmを26時間余りの航海が必要な動物医療へき地である。野生化したイエネコによる希少動物の捕食事故が発生したこともあり、東京都獣医師会は都の事業で1994年から巡回診療を開始していた。1998年には全国初のイエネコ個体登録条例となる「小笠原村飼いネコ適正飼養条例」を制定したが、これも動物医療支援活動の成果だった。

しかし、当時はマイクロチップが普及していなかったこともあり、登録は首輪などにかぎられ、また2000年に都の巡回診療事業が廃止された以降、動物医療支援は中断されることになる。結局、その後再び希少動物の捕食事件が頻発するようになった。そこで、東京都獣医師会は、2006年にNPO法人どうぶつたちの病院との合同派遣団を編成し、現地視察や地元関係者との協議を行った。その結果、動物医療団の派遣と野生化した猫の馴化譲渡を「小笠原ネコに関する連絡会議」(国、都、村、NPO等地元関係団体で構成)と連携して事業化することになった。

動物医療団による支援活動は、2008年からはじまり、島内で飼育されるネコのマイクロチップ登録率は約66％、不妊化率はほぼ100％を達成した(2012年度集計)。また、派遣時にあわせて島民との懇談会や、飼い主を対象とした適正飼育方法の講習、小学校での出前講義などの普及活動も実施している。

これらの動物医療支援活動の進捗とともに、野生化した猫の捕獲事業が国等で進んでおり、すでに父島では数頭を残すのみと推定されている。また、2012年度から母島でも本格的な捕獲事業が開始されている。これまでに約450頭が捕獲され、このうち400頭余りが都内150以上の協力会員病院へ搬送され、馴化および新たな飼い主への譲渡が行われている。

この結果、最も絶滅が危惧されていたアカガシラカラスバトの目撃数が、2011年ころから顕著に増加し、個体数が回復している兆候と考えられる(図7)。これ以外にも、いくつかの水鳥で巣立ち数の回復が確認されており、野生化したネコ対策が島しょ生態系においてはきわめて重要であることが明らかとなった。こうした取り組みも評価され、2011年に小笠原諸島は世界自然遺産に登録された。

今後、世界自然遺産を確実に保全してゆくためにも、継続的な動物医療支援活動は欠かせない。しかし、希少動物の救護や感染症対策などを進めるためには獣医師が常駐する動物医療施設が望まれる。また、家庭動物の飼い主団体が結成され、動物医療の提供を村に要望している。こうした課題を解決するには、飼育動物から野生動物までを対象とした公立動物病院の設置が望まれ、関係機関の連携により実現させたい。(2016年に設置された小笠原自然遺産センター内に獣医師が常駐する動物医療施設が開設した)

参考文献

[1] 長嶺 隆(2011)イエネコ〜もっとも身近な外来哺乳類.山田ほか編「日本の外来哺乳類」.東京大学出版会.pp.285-316.
[2] 九獣連ヤマネコ保護協議会(2012)九獣連ヤマネコ保護協議会13年の歩み.九州地区獣医師会連合会.62pp.
[3] Shin-ichi HAYAMA, Hanae YAMAMOTO, Setsuko NAKANISHI, Tomotsugu HIYAMA, Akira MURAYAMA, Kanji MORI, Atsushi SUGITANI and Shin-ichi FUJIWARA.(2010) Geographic Analysis of Feline Immunodeficiency Virus Infection in Tsushima Leopard Cats (Preonarilusus bengalensis euptilurus) and Domestic Cats on Tsushima Islands by Geographic Information System. J. Vet. Med. Sci. 72(9): 1113-1118.
[4] 羽山伸一(2008)外来動物問題とその対策、日本農学会編「外来生物のリスク管理と有効利用」、養賢堂、東京、pp.125-146.

災害時における獣医学の役割

「災害獣医学
－災害における獣医学の役割－」

※MVM148号（2014年5月発行）
「第4回　獣医災害医療－災害における獣医学の役割－」
掲載内容を一部更新して掲載

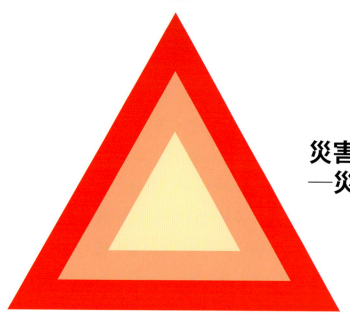

災害獣医学
―災害における獣医学の役割―

田中亜紀
Aki Tanaka
日本獣医生命科学大学／
カリフォルニア大学
デービス校獣医学部

▲ はじめに

　東日本大震災から7年が経ち、獣医業界においても様々な方面で災害時における獣医師の活動が取り上げられるようになってきた。天災や人災にかかわらず、ほぼすべての災害は人だけでなく、動物そして環境に影響を及ぼし、被害を受ける動物種は産業動物、家庭動物、野生動物と多岐にわたる。また、動物は人が避難したあとも被災地や危険地帯にとり残されることが多い。災害時には、人獣共通感染症（ズーノーシス、zoonosis）の発生、食品、水、土壌、環境の汚染、人と動物両方の食糧不足が生じる。これらの被害対応は獣医学領域に深くかかわるが、現時点で災害時における獣医師の活動に法的根拠はなく、災害にかかわる一切の日本の法律に獣医師の役割に関する記載はない。災害対策基本法には、「国土並びに国民の生命、身体及び財産を災害から保護するため、防災に関し、基本理念を定め、国、地方公共団体及びその他の公共機関を通じて必要な体制を確立し、責任の所在を明確にするとともに、防災計画の作成、災害予防、災害応急対策、災害復旧及び防災に関する財政金融措置その他必要な災害対策の基本を定めることにより、総合的かつ計画的な防災行政の整備及び推進を図り、もって、社会の秩序の維持と公共の福祉の確保に資することを目的とする」とある。緊急事態とは、「緊急行動を要する人、動物および環境を脅かす不測の事態」で、災害とは「緊急事態が増幅した結果、著しい損失、被害あるいは破壊が生じること」と定義されている[1]。ここで今一度獣医師の幅広い専門知識をいかに社会に還元できるか、緊急災害時に国土と国民を守るために役割を果たす獣医学分野について検討したい。

▲ 国土を守る

1) 汚染動物、死体除去

　化学物質や放射能汚染を受けた動物の除染処理、動物の死体の処理などは土壌や水質および環境保全の観点から獣医学のかかわるべき領域である。洪水、地震、津波、石油汚染、放射能汚染などの汚染個体を同定し、各有害物質に対する除染作業を遂行できるようにすることが、環境保全そして動物救護にあたる人員の健康を守るうえでも重要である。また、動物の死体は放置すると水質および環境汚染にもつながるため、適切な処理が必要である。 **危険有害性評価、獣医毒性学**

2) 野生化家畜／家庭動物の過剰繁殖による生態系／環境の乱れ

　災害現場周辺ではとくに立ち入り禁止の危険区域内で、とり残された家庭動物、産業動物、外来動物が人の手が加えられない状態で放置されると、繁殖がくり返されて個体数が増加し、生態系および環境への影響が懸念される。また、産業動物の豚と野生のイノシシとの交雑による通称「イノブタ」など、遺伝子かく乱による生態系影響も生じる。野生化家畜問題は環境保全の観点からもきわめて重要であり、野生動物医学アプローチが必要となる。 **野生動物医学**

▲ 国民を守る

1) 疾患媒介動物の管理

　災害時および後では、環境の変化により疾患媒介動物が増加することもある。とくに洪水災害では季節に

よっては蚊が異常発生することもあり、蚊の媒介する伝染病が蔓延する可能性も考慮しなければならない。また、災害後は廃棄物や動物の死体からハエが大発生することがあり、ハエによる赤痢菌やエンテロウイルスの伝搬も報告されている[2]。獣医師は疾患媒介動物の管理や疾病発生予防の重要な役割を果たす。
☑ 疾患媒介動物、疾病生態学

2）人獣共通感染症管理

動物由来病原体から人の健康を守る。これは自然災害にかぎらず、感染症大爆発や流行の際には動物が歩哨となることもあるため獣医師の関与が重要で、現代の人の移動の多様性を考慮すると、日本にはない新興伝染病が勃発する可能性がいつでもある。人に影響を及ぼす病原体の49％が人獣共通で、新興感染症の73％がズーノーシスであり、公衆衛生サーベイランス、特に診断能力やズーノーシス疾患の治療に精通することが重要である。☑ 伝染病学、ウイルス学、微生物学

3）水質安全

災害時は飲料水の供給源が破壊され、あるいは飲料水が汚染されることもある。水質の安全が確保されなければ、水由来の感染症が発生することもあり、洪水災害などではコレラ、レプトスピラ症やチフツ熱の感染爆発も報告されている[3]。被災地での安全な水質確保のため、獣医師の役割は重要である。

4）食品安全

摂取可能な食品の同定や安全確保、支援物資の食品安全（ハイチ地震で支援物資からコレラ菌大発生[4]）、現地での安全な食品、とくに食肉、卵、牛乳の見極めやモニタリング、避難所での食品管理や台所での衛生管理なども獣医師の役割である。☑ 食品衛生

5）人のための動物救護

今の人と動物の関係性を考慮すると、災害時に動物を除外視した救助活動も時代の流れから受け入れられなくなってきている。飼い主が自分の動物を自身の命と同等に考え、動物の安全が確保されなければ避難を拒否する、あるいは置き去りにしてしまった場合は危険区域に早期に再侵入し、救助隊員や自身を危険に曝すことがあることも数多くの研究で明らかとなっている。災害時に動物を含めた救護活動を行うことは、人を守ることでもあり、人が安全に安心して避難するた

めにも必要なことである。

⚠ 財産を守る

1）産業動物

産業動物の喪失は経済的損失に直結するため、災害時は産業動物の処遇を迅速かつ適切に判断し対処することが獣医師の重要な役割である。☑ 群管理

2）家庭動物

ペットとしての動物は今や家族の一員と考えられ、災害時でも負傷した家庭動物の救助活動は人の精神衛生を考えても重要である。獣医師は負傷動物のトリアージや治療、シェルターへの収容や群管理について精通することが必要で、財産であるペットが行方不明になっても確実に身元同定方法や同行避難について平常時から飼い主教育を行うことが重要である。災害時にペットを喪失する家族の心的ストレスは甚大であり、人を守るうえでも災害救援活動にペットを含めることは重要である。
☑ 救急医療、シェルターメディスン

⚠ 災害対応

1）災害救助犬の健康管理

災害救助犬は災害時の捜索救難活動においてきわめて重要である。捜索チームに救助犬が1頭いるだけで訓練された捜索者の20～30人分の役割を果たすともいわれている[5]。よって、救助犬に対する疾患予防や外傷治療などは捜索救難活動には不可欠であり、動物の健康管理を行う獣医師の役割は災害時の救助活動を効果的に行ううえできわめて重要である。
☑ 一般臨床

2）放浪動物の管理

捜索救難活動を円滑に行うためにも、放浪している家畜、家庭動物は捕獲し、危険区域から救護する。野放しになったペットの犬や猫による救助隊員への咬傷事故も問題となること[6]があるため、獣医師はそのような放浪動物の捕獲作業に従事する必要がある。

災害動物医療　〜動物を救うことが人命や環境を守る〜

図1　獣医災害対策計画に含める基本要項

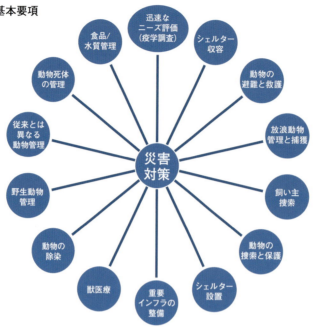

⚠ 社会の秩序の維持と公共の福祉

1) とり残された動物

　危険区域内にとり残された家庭動物は、人の手が加えられない状態が続くと繁殖がくり返され、頭数増加の問題が出てくる。ペットとしての犬や猫はあくまでも家庭動物であり、野生に帰る動物ではないため、そのまま放置しておくのは動物福祉の問題、生態系の問題、環境問題そして住民が戻ったときの秩序の問題からも繁殖制限等の処置は行わなければならない。的確な生息頭数調査に基づいた綿密なTrap-Neuter-Release（T.N.R）※プログラムで効果的な頭数制御を講じるのは獣医師の役割である。☑ 不妊手術

※Trap（トラップ）捕獲、Neuter（ニューター）不妊手術、Release（リリース）元の生活にもどすこと

2) シェルターでの動物の収容

　災害時はペットと生き別れになる家族も多く、やむなくシェルターに収容される動物も多い。また、災害をきっかけにペットを手放す家族もいる。災害前から地域猫など飼い主のいない家庭動物の問題を地域が抱えていれば、災害時にはその問題が露呈し、災害時の仮設シェルターに多数の元々飼い主のいない野猫等を収容しなければならない状況にもなる。災害時に仮設シェルターに長期収容される動物は、平常時も家族が手放す傾向のある動物あるいは家族のいない動物であることが多いことから、不妊手術やマイクロチップの普及を含め平常時からのシェルターに動物を行かせない対策も重要であり、とくに動物病院での飼い主教育や飼い主と動物の関係をサポートする臨床現場は重要になる。☑ シェルターメディスン

3) ペットロス

　ペットを失うことは動物を家族の一員と考えている飼い主にとっては極度の喪失感があり、災害後の様々なストレスやトラウマからの回復に大きな影響を及ぼす。とくにペットを置き去りにしてしまって失った場合は自責の念に駆られることが多く、これは家庭動物の場合のみならず産業動物を失った農家にも大きな苦しみとなる。また、やむなくペットを手放さなくてはならなくなった飼い主もペットロスに陥ることがある。ペットを失った飼い主の方が災害時の心的外傷やストレスの影響を受けやすいこともわかっているので、ペットロスのサポートをすることも獣医師の重要な役割である。

⚠ おわりに

　獣医学は、薬理学、微生物学、生理学、生化学、公衆衛生学に加え、内科学や外科学などの臨床分野を含み、獣医師の災害現場での活動は臨床的な救急トリアージのみならず、ズーノーシスの管理や水質および食品安全などの公衆衛生の部分と多分野にわたる。獣医師のもつ広域な専門分野を統合したものが災害獣医学であり、自然災害、人災、感染症爆発災害などのす

べての災害に対応し、動物の健康、人の安全、環境の安全そして社会を守る獣医師の活動の基盤となる。科学的根拠のもとに災害における獣医師の役割を明確にし、獣医師による防災計画や災害予防、緊急対策を講じることが必要である。すべての災害は地域で発生し、その種類は異なるが、体系的なアプローチとしてどの災害に対しても共通して対応しなければならない。災害対策に必要最低限含めなければならない項目を図1に示す。

今の日本には災害における獣医師の活動に法的根拠がなく、法的根拠を導く実証的知見や検証がほとんどなされていないことが大きな原因と思われる。しかし、人と動物と環境を包括的に並行して対応できるのは獣医師だけであり、災害における獣医師の役割は災害時のみではなく、防災対策、災害予防および復興にいたるまですべての段階において不可欠な存在である。獣医師の活動がさらに社会に認知されるためには、動物医療だけでなく、さらに大きな視野で獣医師の専門知識を社会に還元できるように獣医師自身の意識改革と災害獣医学の発展が必要ではないだろうか。

参考文献

[1] Dunning D, Martin MP, Tickel JL, et al. Preparedness and disaster response training for veterinary students: literature review and description of the North Carolina State University Credentialed Veterinary Responder Program. Journal of Veterinary Medical Education 2009;36:317-330.

[2] Blake PA. Communicable disease control. The public health consequences of disasters Atlanta: US Department of Health and Human Services, Public Health Service 1989;500:7-12.

[3] Moore RM, Davis YM, Kaczmarek RG. The role of the veterinarian in hurricanes and other natural disasters. Annals of the New York Academy of Sciences 1992;653:367-375.

[4] Walton DA, Ivers LC. Responding to cholera in post-earthquake Haiti. New England Journal of Medicine 2011;364:3-5.

[5] Search, Committee RD. Dogs can help in search and rescue operations. National Association of Search and Rescue Salt Lake City, UT 1984.

[6] Warner GS. Increased incidence of domestic animal bites following a disaster due to natural hazards. Prehospital and disaster medicine 2010;25:188-190.

アメリカにおける災害動物医療

「災害動物医療と獣医師の役割
－アメリカでの体制－」

※MVM145号（2014年1月発行）
「第2回　災害動物医療と獣医師の役割－アメリカでの体制－」
掲載内容を一部更新して掲載

「災害獣医学教育」

※MVM150号（2014年9月発行）
「第6回　災害獣医学」
掲載内容を一部更新して掲載

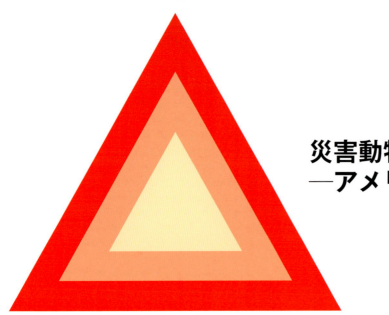

災害動物医療と獣医師の役割
―アメリカでの体制―

田中亜紀
Aki Tanaka
日本獣医生命科学大学／
カリフォルニア大学
デービス校獣医学部

はじめに

東日本大震災においては甚大な被害が人だけでなく、多くの動物にも及んだ。不幸な最期を遂げた産業動物や伴侶動物がマスコミでも頻繁に取り上げられ、動物医療に従事する者として災害時の獣医師の役割について考えを巡らせた読者も多いと思われる。災害時は人命救助が最優先されることは当然のことだが、アメリカでは数々の災害およびその後の追跡調査の結果、動物に関しても適切な備えと対策を練ることが緊急災害時に救助隊が人と動物の両方の健康と安全を守るのにきわめて有効だとしている。アメリカには「Disaster Veterinary Medicine」という災害に対応する獣医学が1つの学術分野として、また重要な獣医療として確立し発展している。本章では、アメリカでの災害に対する獣医師の役割および災害動物医療について歴史的背景、法の整備等について述べる。

アメリカ獣医師会の取り組み

アメリカ獣医師会では、災害にかかわるすべての行程に対する獣医師の活動を会の最重要項目として取り組んでいる。獣医師の役割が平常時の動物の健康を守るだけでなく、どのような状況においても、すべての動物種（伴侶動物、産業動物、野生動物）、人および環境を守ることに及んでいることを明言している。ハリケーン、洪水、竜巻、地震、山火事、化学物質漏洩あるいはテロ攻撃を含むいかなる災害にあっても、獣医師は災害時応答および災害後の復興において、きわめて重要な任務を果たし、動物、人および環境への被害を最小限に抑えるための防災／減災対策の促進や啓発においても重要な立場に位置する。産業動物や食品の安全、水質管理にも獣医師は関与するため、動物疾患災害に対する備えや対応に関する知識を有していなければならない。アメリカ獣医師会では、獣医師が「All hazards／All species approach」として、すべての災害に対して、すべての動物種（人を含む）を守る体系的な活動を指揮能力をもって行使できるように常時訓練するプログラムを展開しており、災害専門の獣医療班（Veterinary Medical Assistance Team、VMAT）を養成し、政府の災害発生宣言の際には速やかに出動できるようなシステムを構築している。

アメリカでの国家的背景

アメリカでは国内総生産の1割以上が農業や食品に依存[1]し、人に影響を及ぼす新興感染症や再興感染症の7割以上が動物由来であること[2]、主な生物兵器のほとんどが人獣共通感染症であること[3]を挙げ、これらにかかわる国家的危機すべてに根幹から対処できるのは獣医師であるという認識がある。獣医師にはテロ攻撃、感染症流行、人為および自然災害から国家を守る責務があり、指導的役割があるとしている。よって行政、産業動物、小動物臨床にかかわるすべての獣医師が疾患監視、予防および災害対応にかかわるべきであり、外来動物疾患、人獣共通感染病および緊急時対応に精通した獣医師がアメリカには必要であるという認識から、中央政府、獣医科大学および大学院を通した様々な教育プログラムがある。パデュー大学には国土安全保障獣医学専門の大学院コースがあり、ノースカロライナ州立大学大学病院においてはラボを含めた緊急時対応要員養成コースを提供している。特別な

コースがなくとも、ほとんどの獣医科大学で災害時獣医学は学部教育の一環として公衆衛生やシェルターメディスンのカリキュラムに組み込まれている。

災害における獣医師の役割

アメリカ国内でこれほど国家の危機対策や公衆衛生に獣医師の役割が重要視されはじめた背景には、2001年の9.11テロ攻撃、2001年10月の炭疽菌生物テロ攻撃、そして2005年のメキシコ湾を直撃したハリケーンによる甚大な被害が発生した経緯がある。生物テロ攻撃に関しては、獣医師が人獣共通感染症を診断し治療できること、また、生物兵器が散布された場合には、人への症状の兆候が明らかになる前に動物が指標となる可能性を考慮し、獣医師がいち早く察知できる立場であることから獣医師の緊急時対応の重要性が認識されている[4]。ハリケーンによる災害でも獣医師の役割が一層重要視され、災害発生前、発生時、発生後において獣医師は多岐にわたる重大な任務があるとしている[5]。

〈獣医師の災害時における主な任務〉
(1) 疾患媒介動物の管理　(6) 動物管理
(2) 疾患伝搬の管理　　　(7) 医療物資の維持
(3) 群管理　　　　　　　(8) 情報の普及
(4) 動物の健康管理　　　(9) 災害査定
(5) 捜査救助活動　　　　(10) 防災対策

法の整備

アメリカで災害に獣医師が広い分野でかかわっていることには、法律の整備も深く関与している。とくに、2005年のハリケーン"カトリーナ"の際には人と同時に被災した多くの動物に対して適切な処置ができなかったとマスコミにも多く取り上げられ、市民や業界の動きもあり、2006年には災害時における動物救護活動に関する法律、the Pets Evacuation and Transportation Standards Act（PETS Act）が発足した。主な内容として、緊急災害時の家庭のペットと介助動物および所有者が必要とする救助、ケア、避難所（シェルター）を提供することが州や地域の防災計画に組み込まれることになった。PETS法を管轄しているのは連邦危機管理局（Federal Emergency Management Agency、FEMA）で、FEMAが伴侶動物に対する万全の備えおよび対応を確保するために、さらに2つの条例も制定された。

Post-Katrina Emergency Management Reform Act（PKEMRA）はFEMAの地元当局がAll-hazards approachによる活動体制と調整能力を組織し強化できるように体系化する条例である。

FEMAがすべての救護活動の統括本部としてペットの救済および避難に関する全権力および責任を担うように、FEMAの緊急時対応における連邦としての役割を補佐する。

National Response Framework（NRF、有事対応協定）は緊急時対応を包括的、全国的、All-hazards approachに行う公文書である。

主要な対応指針、全国的な対応を体系化するための役割や組織を明確にし、地域、州、連邦政府、民間セクターおよび企業がどのようにして組織的および全国的な対応ができるかを示している。

以上の3つの条例でアメリカの災害における動物救護活動が法の下に制定され、中央政府および自治体レベルでも防災計画に動物救護が正式に組み込まれるようになった。動物救護活動の際に様々な項目が定義付けされ、そのなかでもペットの救済やシェルターにかかわる費用および補償についての詳細が設定されている（Eligible Costs Related to Pet Evacuation and Sheltering）。救護する動物や活動内容に関する定義が明確になっており、以下にその1例をまとめる。

「救護対象となる家庭のペット」とは

商業目的ではなく、従来家庭内で一緒に暮らすことを楽しむ目的として飼育されている馴化された動物、犬、猫、鳥、ウサギ、げっ歯類あるいはカメ。市販のキャリアーで運搬可能で、仮設施設に収容可能な動物。家庭のペットとしては、爬虫類（カメを除く）、両生類、魚類、昆虫およびクモ類、産業動物（馬を含む）、および競争用に飼育されている動物は含まれない。

「介助動物」とは

盲導犬、聴導犬、障害者を補助するために訓練された動物を含む介助動物。

家庭ペットを集団収容するシェルター（災害時シェルター）とは

緊急災害時宣言された応答として被災した家庭ペットを収容するシェルターとなる施設。

災害動物医療　～動物を救うことが人命や環境を守る～

アメリカの仕組みとしては、仮設シェルターにおける動物救護活動、実施期間、シェルター内での獣医療および災害時における救急医療にいたるまで詳細が条例に組み込まれ、法律の下に災害動物医療が組織的に実施できるようになっている。

⚠ 災害における危機管理サイクルの4段階

FEMAでは、すべての災害に対してAll-hazards approachの取り組みのほうが、個別に対策を練るよりも効果的であるとしている[6]。個々の災害は被害の程度も種類も異なるが、対策としては共通した取り組みを講じることが可能であり、体系的な一貫した対策を練ることにより効率的に救援活動を行うことを目的としている。災害の危機管理サイクルは減災、防災（備え）、対応、復興の4段階に分けられる。災害が天災（地震、洪水、津波）であっても人災であっても、獣医師はどの段階でも重要な役割を担う。

第1段階 ─減災─

FEMAは、減災を「災害の影響を最小限に抑えて、命や財産の喪失を減らす取り組み」と定義している。動物病院での減災には、耐震強化や地震保険への加入が含まれるが、臨床医としては、飼い主への減災対策が重要になる。アメリカのハリケーン"カトリーナ"では、飼い主がペットの身元同定をはっきりとできなかったため生き別れとなり、精神的打撃が大きかった。災害時にペットと離れた場合に、速やかに自分のペットを確実に同定でき、みつけることができれば、動物にとっても人にとっても減災対策になる。

第2段階 ─防災（備え）─

防災（備え）とは、危機を判断し、緊急時の防災計画を講じ、必要な物資や人員を貯蓄し、防災訓練を行って防災計画を速やかに実行できるようにすることである[6]。地域によって災害も異なり、想定される被害や必要な救護活動が異なるため、地域ごとの適切な情報収取が必要で、地域の防災計画を講じる必要がある。地域で災害を想定したシミュレーションもきわめて有効であり、シミュレーションに必要な情報を下記に挙げる。アメリカ内では様々な災害をシミュレートした防災計画があり、災害の影響を最小限に防ぐ対策および訓練が行われている。とくに獣医師が関与する災害シナリオとしては下記の情報が必須である（表1）。

表1　防災計画に必要な情報の基本事項

災害の種類	・地震　・洪水　・火災　・土砂崩れ　・火山活動 ・鉄道事故　・原発事故　・石油／化学物質流出
地域にいる動物の数	・犬　・猫　・産業動物　・エキゾチックアニマル
動物の収容場所	・行政シェルター（保健所／動物愛護センター） ・ペットホテル　ペットショップ　・民間のシェルター ・動物病院　・学校
物資	最低必要な物資（医療を除く） ・キャリアー　・首輪　・リード　・ケージ　・シャベル ・水／餌ボール　・塩素／消毒剤 事務用品 ・記録用紙　・テープ（首輪としても使用可） ・ダクトテープ　・マイクロチップのスキャナー ・筆記用具　・油性ペン　・ホチキス　・懐中電灯 ・コンピューター／プリンター　・FAX　・携帯電話 医療物資 ・ワクチン（コア生ワクチン） ・抗生物質／鎮痛薬を含む薬品　・IV液　・包帯 ・VetWrap　・応急車
動物の輸送手段の確保	・自治体の車両　・動物病院の車両
協力体制の確保	・獣医師の救援要請　・被災動物の受け入れ
ボランティアの確保	・トレーニングされたボランティアの確保

1. 災害の種類

災害の種類によって、被災状況や動物の負傷状況も異なる。

2. 地域にいる救護を必要とする動物の数

避難が必要となる動物の概数を把握しておくことが重要であり、救護する動物を定義付ける必要がある。

3. 動物の収容場所

同行避難したあと、あるいは避難所にどのように動物を収容するかを含め、あらかじめ動物を収容できる場所を把握しておく。どの動物を何頭入れられるか算出し、分配しておくことも重要である。

4. 物資

動物の収容に最低必要な物資（医療を除く）、事務用品（記録、動物の管理など）、医療物資、動物の輸送手段の確保など把握する必要がある。

5. 協力体制の確保

近隣の獣医師会、動物病院と連携し、獣医師の救援要請や被災動物の受け入れなどを円滑に行うことが可

表2　災害発生時の獣医医療チームの役割 [6]

- 仮設シェルターの設置
- 地域の被災動物に必要な医療の評価
- 安楽死
- 疫学調査
- 動物の治療と安定化（トリアージ）
- ズーノーシスの調査と公衆衛生の評価
- 危険緩和
- 災害救助にかかわる動物の疾病管理

能な体制を確保することが重要である。

6. 災害時医療／シェルターメディスンに精通した獣医師の確保

獣医師であっても災害時医療／シェルターメディスンの知識なしで現場に行けば混乱を招くため、災害時での適切な動物救護活動を行うには、獣医師にも適切なトレーニングおよび知識が必要である（表2）。

7. トレーニングされた市民ボランティアの確保

緊急災害時はとくにむやみに人を現場に入れないことが鉄則であり、シェルターでの動物の取り扱いに関するトレーニングを受けた人のみをボランティア対象とする。獣医師のボランティアも同じく災害時動物救護活動を理解したうえで受け入れ、平常時から獣医師会等でボランティアトレーニングを提供し、災害時に向けての対策をとることも重要である。

第3段階 —対応（実働）—
災害時に応答する獣医療チーム

災害発生時の応答として獣医師はその専門性を生かして貢献できることは大きいが、必ず系統だった活動が必要である。アメリカには、災害時に対応する公的組織が主に2つあり、獣医師会の管轄するVMATと連邦政府の管轄する国家獣医療対応チーム（National Veterinary Response Team、NVRT）がある。

VMATは1992年のハリケーン"アンドリュー"をきっかけに結成され、1993年、アメリカ獣医師会とアメリカ保健社会福祉省が協定を結び獣医療が連邦の災害対応計画に組み込まれ、今は、国家災害時医療制度（National Disaster Medical System、NDMS）として災害復興を担う活動をしている。アメリカ獣医師会は災害動物医療として先駆的な取り組みにより世界レベルの獣医療対応チームプログラムを発展させ、以降14年間にわたり、連邦政府とAVMA（American Veterinary Medical Association）との協定の下、国家の緊急事態においてVMATが現場での獣医療対応を担ってきた。その後、アメリカ国家の安全対策を強化するため連邦法が改訂され、国家の緊急時対応におけるアメリカ獣医師会の役割もより現場に即するものに変わってきた。今では連邦政府は新たな災害対策として、獣医師だけでなく疫学者など公衆衛生の専門家を含めたNVRTを設立したが、その前身はVMATである。

National Veterinary Response Team（NVRT）
国家獣医療対応チーム

National Response Framework（NRF）は、国家災害時医療制度（National Disaster Medical System、NDMS）、アメリカ保健社会福祉省、危機管理局（Office of Emergency Management）、Assistant Secretary for Preparedness and Response（ASPR）で構成される。NRFの管理下においてNDMSは緊急支援機能、保健医療の一端を担う。国家獣医療対応チーム（NVRT）は、NDMS内の獣医学および公衆衛生に関する研究を行う専門家集団である。NDMSの元でのNRFとしての任務に加えて、USDA（アメリカ合衆国農務省）、FEMA、PETS法との連携で活動する。NVRTは、緊急災害時に必要とする獣医療の評価および、動物や公共インフラの被害程度の検証を行う。

●NVRTの任務
- 被災地で必要とする獣医療の評価
- 動物への医療の提供と安定化
- 動物疾病サーベイランス
- ズーノーシスサーベイランスと公衆衛生の評価
- 食品安全と水質を確保する技術支援
- 危険の緩和
- 公的な緊急災害時対応者として動物のケアやサポート

NVRTのチーム構成員は、臨時連邦職員として許可された民間人で、災害時に起動する。構成員には多岐にわたる専門家が含まれ、獣医師、動物看護師、薬剤師、疫学者、保安官、物流の専門家、コミュニケーション専門家などである。これらの専門家が指定されたチームに配属され、活動内容の訓練を受ける。緊急災害時応答では、NVRTは緊急指令システム（Incident Command System ICS）に基づいて活動する。

VMATプログラムが州当局から要請される3つの主な役割

初動（事前評価）チーム

4～6名のチーム、州当局から要請される訓練された獣医師で、72時間配属（移動時間を含まない）。チームは、動物の健康状態やインフラの評価、適切な物資の配置するための検証可能なデータを収集し、速やかに情報を本部にもち帰る。

基礎治療チーム

4～6名のチーム。州当局から要請される訓練された獣医師で、5日間配属（移動時間を含まない）。チームの役割は、被災地での初期的なフィールドケアを提供し、現場に基づくトリアージを行うための野外中継地点としての活動拠点の設置や被災動物に対する獣医療の提供を含む。

訓練

各州の獣医師会、獣医師および大学での災害関連の教育およびトレーニングの提供。1～2日間の研修プログラムは、動物の除染、災害時動物医療とトリアージ、獣医師としての危険物質に対する理解、惨事ストレス管理、リーダーシップ、リスクコミュニケーション、職業安全などである。トレーニングプログラムは講義形式から始まり、フィールド訓練に続く。

災害発生時は人命救助が優先されるが、人の安全を守るのも獣医師の役割であるため、獣医師は災害発生時から現場に出向する必要がある。人と動物の両方の安全を確保することが現場の復旧作業効率を上げることも報告されているため、災害発生時の獣医師の初動活動を整備しておくことが非常に重要である。わが国でも災害を想定した日本独自のVMATの構成が必要で、検証を基にした動物救護システムの確立が必須と思われる。

VMATの活動はあくまでも災害発生時の初動活動にのみ特化するため、被災地でのインフラがある程度整備され、仮設シェルター等が設置されれば、その後は地元の獣医師会を中心とした長期的な動物救護活動が始まる。よって、外部主体による救護活動はあくまでの短期的なものになる（アメリカでは5日以内で外部支援部隊は撤退）。よって、VMATは基本的には地元地域のためではなく、遠隔地で災害が発生したときに出動できるような準備と訓練が必要である。

長期的な災害動物医療

地元獣医師会主体の動物救護

保護された動物の管理を行うが、終息地点をあらかじめ設定することが重要であり、シェルターに動物が入ったときの動物の所有権の所在も明確にしておく。

● 群管理—シェルターメディスン

感染症の予防管理

すべての動物（負傷動物を含む）に対しコア生ワクチン接種を行う。これは施設に入れる前に行う必要がある。幼齢動物は4週齢から接種（16週齢まで2週間おきに接種する[7]）。他の群を感染症から防御するための最有力手段といえる。

疼痛管理

シェルターでの根治治療は限界があり、対症療法にならざるを得ない状況が多い。いかなる場合でも動物の苦痛を取り除くことを最優先しなければならず、個体管理と群管理の治療方針のちがいを理解しなければならない。末期症状あるいは明らかに予後不良の動物をシェルターで管理する場合、施設内で可能な処置を検討し、他の病院への移動が不可能な場合はQOLを十分に考慮したうえで治療的安楽死も視野に入れることが重要である。

ストレス管理

保護施設内は動物にとって非常にストレスの多い環境である。動物は集団で収容されると、ストレスによる有害反応を呈することが多いため、ストレスの軽減方法およびストレス反応についての理解が必要である。

シェルターに多い犬のストレス反応

ストレス性下痢：抗生物質療法に反応しにくい下痢

筋委縮：長期的なケージ飼いによる運動不足

行動変化：運動／刺激不足による攻撃性の増加学習性無力感

子宮蓄膿症：ストレスで疾患が増悪

シェルターに多い猫のストレス反応

上部呼吸器感染症：潜伏期1～2週間、猫同士の感染よりも、ストレスによる発症および媒介感染が重要

泌尿器疾患：血尿、頻尿

行動変化：スプレー、寝たふり、不活発

第4段階 —復興—

災害における危機管理サイクルの4つ目は復興である。復興とは被災地が正常に戻るために行う災害後のすべての活動を含む。復興にかかる時間や費用は災害の程度によって異なるが、社会的、地政学的、経済的要素を含む複雑な要素が被災地の復興に影響を及ぼす。

復興の段階でも獣医師は様々な役割を果たし、とくに人と動物との絆をサポートすることが大きな役割の1つである。災害のもたらす心理的ダメージに関して理解しておくことが重要で、日常生活が破綻することによるストレスで災害後は飼育放棄が増加するといわれている[6]。いっぽうで、ストレス状況下では動物の存在が人の精神的な支えになることもあることから、動物に対する愛着心が一層強くなっていることも考慮しなければならない。災害後の獣医師の役割は、動物の健康状態を管理するだけでなく、市民の心のケアや精神的サポート、地域の活性を含め多岐にわたる。

被災地の臨床現場では、災害の種類によって来院する患者の症状に特異性があることも想定する。洪水の後では、呼吸器疾患、皮膚疾患、感染症の件数が増加し、地震やハリケーンでは外傷や瓦礫等による傷害の増加が考えられる[6]。また、災害によっては有害物質による曝露や煙の吸引もおこり得る[6]。また、災害後に動物の行動学的変化で来院することも考えられ、攻撃性の増加や無駄吠えの増加、離脱反応など心的外傷後ストレス障害を示唆する行動が増えることも考慮する[6]。

復興時に行う重要な活動としては、被災状況の検証は必須事項である。救護活動の報告書を作成したうえで、今後の減災および防災にどのように生かしていくかを十分に検討することがきわめて重要であり、現地での実態調査を含めた獣医疫学研究や現場検証は必ず行わなくてはならない。

おわりに

災害動物医療を考える際には、危機管理サイクルの各段階で獣医師がどのようにかかわっていけるかを検討することが重要である。減災、防災、応答および復興において獣医師がその専門知識と技術を駆使して組織的に活動できるように、実況見分をもとにした体制づくりがこれからの日本には必要だと思われる。アメリカの災害動物医療やVMATが学術的検証の基に発展し、継続的に訓練や教育を通して獣医師の社会貢献を根付かせているのと同じように、日本でも国を守るうえで獣医師が必要だという認識を獣医師の間でも普及させ、獣医師の社会貢献の場を広げることを考える重要な時期に来ているのではないかと考える。

参考文献

[1] Monke J. Agroterrorism: Threats and preparedness 2006.
[2] Woolhouse ME, Gowtage-Sequeria S, Woolhouse M, et al. Host range and emerging and reemerging pathogens. Emerging infectious diseases 2005;11:1842.
[3] Thurmond M, Brown C. Bio-and agroterror: the role of the veterinary academy. Journal of Veterinary Medical Education 2002;29:1-4.
[4] Hsu CE, Jacobson H, Feldman K, et al. Assessing bioterrorism preparedness and response of rural veterinarians: Experiences and training needs. Journal of Veterinary Medical Education 2008;35: 262-268.
[5] Moore RM, Davis YM, Kaczmarek RG. The role of the veterinarian in hurricanes and other natural disasters. Annals of the New York Academy of Sciences 1992;653:367-375.
[6] Engelke HT. Emergency Management During Disasters for Small Animal Practitioners. Veterinary Clinics of North America: Small Animal Practice 2009;39:347-358.
[7] Miller, L. and K. Hurley, Infectious disease management in animal shelters 2009. Blackwell Pub.
[8] 田中亜紀（2012）：災害時に活きる獣医療，災害時医療—動物病院での防災計画—，MVM, 21, 6〜10.

災害獣医学教育

田中亜紀
Aki Tanaka
日本獣医生命科学大学／
カリフォルニア大学
デービス校獣医学部

▲ はじめに

　緊急災害時における獣医学の役割および重要性については前章多方面から述べてきた。獣医師が動物疾病の予防、治療および診断のみに従事するだけでは獣医師の社会貢献を果たすことはできず、人の安全、動物の安全そして環境の安全をすべて網羅する幅広い獣医学の知識と技術を駆使し、緊急災害時に地域社会を守る医療従事者としての役割を果たすことが獣医師にとっての大きな社会貢献の1つと考えられる。

　東日本大震災でも人と同時に多くの動物が被災し、結果として生じた地域および個人に対する精神衛生上および経済的損失を考えると、伴侶動物、産業動物、野生動物を含め、災害時に動物を含めた防災／減災対策を練ることは社会のニーズとしてきわめて重要な課題となっている。災害発生時の混乱期および災害後の地域の安定化において獣医学の果たす役割は多いとの認識はあっても、どのように獣医学が有事に社会に貢献できるか、その手法や技術的な教育訓練は今の日本の獣医学教育あるいは卒後教育においてもいまだきわめて不備であり実証をもとにした体制もまだ展開できていない。今回は、災害に対応する獣医学教育、「災害教育」をアメリカでの体制を例に挙げ、日本と同じく災害大国のアメリカでどのようにして獣医療従事者に「災害教育」を行っているかを述べる。

> **緊急時**…人、動物そして環境を脅かす緊急行動を必要とする不測の事態であり、局所的な事象で地域で対処できる場合と定義される。
> **災害**…緊急事態がエスカレートして、地域だけで対処できず外部援助が必要な場合をいう。

▲ アメリカでの教育体制

　アメリカでは災害時に対する獣医学教育として、学部生教育の一環として、そしてより専門性の高い大学院レベルの教育体制がある。学部生教育では、大学によりかなりバラつきがあり、公衆衛生あるいはシェルターメディスンの講義のなかで災害獣医学についての紹介がある程度のものから、実習を伴う体系的な講座があり、地域性および被災経験によって大学での取り組みにも差がある。実際にハリケーンや洪水により甚大な被害を受けた地域にある獣医科大学では、その被災経験から必須科目として災害教育を学部教育から徹底している傾向がある。

　様々な教育形態があるなかで、災害教育の一貫性を定義付けるうえで「コアコンピーテンシー」（表1）が1つの大きな基準となる。コアコンピーテンシーとは、緊急計画、検出、応答および緩和に関する危機管理構造のなかで個人が効果的かつ効率的に機能するために必要不可欠な知識と技能を統合したものである。コアコンピーテンシーに基づいた災害教育が、人の医療従事者においても獣医療の分野でも推奨されており、特異的な事象について個別にわけて考えるよりも、コアコンピーテンシーを中心にしたAll hazardによる教育訓練のほうが特定の事象や緊急事態にのみ限定的にしか対応できないプログラムを多数抱えるよりも、分野横断的能力や熟練に効率的に達することができる。災害にも様々な種類があり、洪水、津波、ハリケーン、原発事故などそれぞれおこる直接的な被害に差はあれども、地域に及ぼす影響は停電、インフラの破壊、住民／動物の避難など共通する部分が多い。よって、すべての災害に対応する共通策としてAll hazards

災害獣医学教育

表1 災害対策および危機管理において獣医学に提唱される9つのコアコンピーテンシー[1]

コアコンピーテンシー	熟練の期待値
ICS*とNIMS**	理解
緊急事態ディブリーフィングとPFA	実演
安楽死生理学、方法、機序	説明
バイオセキュリティ	評価
個人用保護具	実演
有害物質	知見
災害対策のAll hazards approach	実演と分析
地域、州、国家レベルで獣医師が公認の緊急要員でなければあらず、その機会があることを認識すること	知見

*ICS (Incident Command System)：国家基準のon-secene、all-hazard（すべての災害）管理に関する概念で、関係者が効率的に協力できるような共通の枠組みを提供するシステム
**NIMS (National Incident Management System)：連邦、州、地元自治体が協働するための緊急対応および管理システム

approachをまず確立し、それを基本として個々の対策を練っていき、教育もAll hazards approachをもとに、個々の災害における対応策を応用させながら講じていく。

具体例：ノースカロライナ州立大学獣医学部

ノースカロライナ州は1999年のハリケーン"フロイド"による洪水で甚大な被害を被り、30万頭以上もの動物が犠牲となった（大半が豚と鶏）[1]。その後官民共同によるState Animal Response Team (SART) が形成され、災害時における動物にかかわる問題をより効果的に対応できるような体制を整備した。2002年には行政とノースカロライナ州立大学の共同で獣医師に対する継続教育モジュールが展開され、300人以上の臨床家に配信され、ノースカロライナ州立大学の公衆衛生講座に組み込まれ全学生対象の災害教育が開始された。2007年には、コアコンピーテンシーを基にした資格認定獣医緊急要員トレーニングプログラム (Veterinary Credentialed Responder Training Program) が発足し、大学主導の行政およびSARTと連携した教育プログラムが必須教科として教育プログラムに組み込まれ、すべての卒業生が災害時に緊急要員を公式的に補助できるような災害教育の基盤をつくった。現在のプログラムは獣医学基礎教育を終え、臨床過程に入る3年生からはじめている。教育内容は、講義、机上演習、シミュレーション実習などが含まれる（表2）。

ノースカロライナ州立大学での災害教育プログラムでは、全卒業生が獣医師として緊急時において対応および指令系統で高いレベルで能力を公式的に発揮できるようにすることを目的としており、動物に対する防災／減災対策および応答の教育訓練を行うことが、人の防災／減災にもつながり、「One Health」の概念を効果的に強く支持するものとしている。

具体例：テキサスA&M大学獣医学部

テキサス州も2004年のハリケーンで甚大な被害を被った地域であり、当時動物に対する対策がまったく不備であったため、動物だけでなく動物にかかわる問

表2 ノースカロライナ州立大学 Veterinary Credentialed Responder Training Programの教育内容

講座名	対象学年	講義名	内容と構成
公衆衛生	3年生	外来動物疾患（FAD）（4時間）	鳥インフルエンザの机上演習。動物の人の健康問題や伝染病パンデミック時の獣医師の様々な役割を議論（産業動物獣医、野生動物獣医、臨床医、行政獣医師などのロールプレーイング）
福祉、倫理、社会的責任	3年生	PFA（心理的応急処置）と安楽死（4.5時間）	悲嘆や死別の心理、安楽死のロジスティックや方法
福祉、倫理、社会的責任	3年生	危機管理概論（2時間）	バイオセキュリティや個人保護具などの概論
福祉、倫理、社会的責任	3年生	有害物質（1時間）	レベル1有害物質に関する講義
福祉、倫理、社会的責任	3年生	個人用保護具（2時間）	養鶏場で感染症発生のシミュレーション調査。農場での適切な防護服の着脱
福祉、倫理、社会的責任	3年生	ICS序論、ICS for single resource、NIMS序論	ICSとNIMSのオンライン講座
実習	3年生	災害時応答のシミュレーション実習	災害に対するAll hazards approachとハリケーンの講義。事業継続計画にも焦点を当てる。地域、州、国家レベルでの様々な獣医師の役割と責任についてのディスカッション

災害動物医療　〜動物を救うことが人命や環境を守る〜

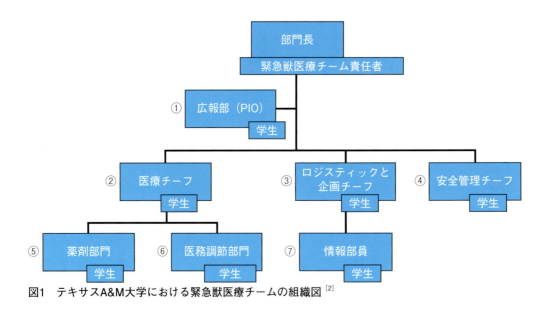

図1　テキサスA&M大学における緊急獣医療チームの組織図[2]

表3　テキサスA&M大学における緊急獣医療チームの各部門の役割[2]

部門名	役割
①広報部（PIO）	地域に適切な情報の発信、リスクコミュニケーション。ローテーションの初期は市民と動物に対する防災／減災の情報発信に焦点を当てる。災害が切迫し発生すれば、発信する情報もより具体的に市民が安全に動物と避難できるように、あるいは同行避難できない場合の対処方法、ペットの捜索方法など提示する
②医療チーフ	医療チーム責任者、チームとしての活動統括、指導
③ロジスティックと企画チーフ	動物と人が必要とする全般的な物資の供給、避難・救護・シェルターでチームが機能するようにサポート、地元の動物に医療の提供。この部署では必要な物資や補給品を整理し、要請を行う
④安全管理チーフ	救助要員の健康と安全確保に従事し、人と動物の安全、狂犬病や咬傷事故、廃棄物や死体処理、リスクアセスメント、汚染、セキュリティー、防護服などの管理を含む
⑤薬剤部門	動物の緊急避難時、救護、シェルター収容時、獣医療手術時に必要な医薬品の供給
⑥医務調節部門	避難や動物救護時、シェルターや病院間の動物輸送、カルテ、身元同定やトラッキングシステム担当
⑦情報部員	計画や分析に必要な情報の管理（例、Google map、動物の推定頭数、避難所やシェルターの場所の検証）。計画者から医療チーフへ伝達する情報の準備

題（人の健康問題も含め）が今後の重要課題として残った。すべての災害は地域でおこり、地域にまずは責任があるという考え方から、テキサスA&M大学では地元に根付いた動物救護を中心とした災害教育を講じている。実地訓練や実習を重点的に行い、大学主導の実動的な獣医療派遣チームを育成している（表1、表3）。学生教育のなかでとくに強調しているのが、獣医師としての継続教育、協力、コミュニケーション、指導力、管理能力、多様性、そして変動的な状況への適応能力である。実際の教育は4年生の臨床実習（ローテーション）にCommunity Connectionという必須科目として組み込まれ、地元シェルターでの臨床実習との連携で行っている。

ローテーション内容

地元、地域、州、国家レベルで獣医師が指導的立場で危機管理計画および応答が可能となることを目的とする。

基本項目

・地域の基本情報－人口、動物飼育数、住民の社会的経済的背景、文化、地形など
・危険分析→地域での災害シミュレーション
・基本項目を踏まえ、各種災害に対する様々な獣医師の立場からの危機管理計画の構築手法、応答、避難、動物救護方法を学生自らが計画できるようにする
・ICS構造を理解し、ICSシステムのもとに業務遂行できるように学内の緊急獣医療チーム（図1）

の役割や部署、命令系統を理解する。ローテーション実習時に学生が各部署を順次に回り、チームワークしての活動を習得する

1. 各種災害における個人に対する備えと各現場（異なる立場の獣医師）での事業継続計画の作成
2. 緊急時の動物の避難、フィールドでのトリアージと救護、獣医療、シェルターにおける動物救護
3. 災害シミュレーションで各地域別（郊外、都市部）の被災状況を想定し、被災動物数、必要な獣医療（トリアージ、治療、安楽死）などの意思決定訓練
4. 各関係者（行政、緊急救援隊員、飼い主、メディア）とのリスクコミュニケーションの取り方、連携方法
5. 災害救助犬や訓練士との実地訓練
6. 地元シェルターでのグループ実習

以上の教育カリキュラムにより、テキサスA&M大学では、実地訓練やシミュレーション演習に焦点を当てたより実動的な災害獣医療チームの育成を行い、実際の災害現場にも学生を伴ったチームを派遣し、災害活動を行っている。テキサス州はハリケーン被害の多い地域で、過去のハリケーンでも動物救護の不備から甚大な被害のあった地域でもある。よって、テキサスA&M大学での災害教育も、地域に密着した災害時の動物救護が中心となっており、ズーノーシスにかかわる感染症や水質／食品安全等の公衆衛生の分野が前述のノースカロライナ州立大学でのカリキュラムに比べるとやや希薄ともとれる。しかしながら、獣医師の役割が今の複雑な世の中では罹患動物の診断や治療に留まらず、獣医療に対する高まる社会のニーズに応えるためにも、異なる状況下で必要な獣医療が提供できるように獣医学教育の幅も広げ、獣医師の社会的責任を果たせるような人材育成を目標としている。

まとめ：災害動物医療と災害獣医学

アメリカの獣医科大学では、災害教育に関しては様々な取り組みがあり、地域性や専門性にも幅があるが、獣医師の社会貢献や社会的責任を担う人材育成では一貫している。アメリカでの災害獣医学の発端や歴史は日本とは異なり、社会的背景や文化も異なるため、アメリカのカリキュラムをそのまま日本に導入することは現実的ではない。しかし、効率的なシステムや災害教育のカリキュラムのなかでもきわめて有用で導入すべきものも多い。日本でも、今後の災害に備えるため獣医師の防災／減災観念は高まってきており、災害教育を整備する時期に来ている。ここで、日本の獣医学の中での位置付けと基盤づくりを考えるうえで、日本での災害教育の枠組みを検討してみたい。

より実動的な人材育成の教育訓練として「災害動物医療」が位置付けられ、獣医師だけでなく動物看護師や様々な業界関係者が協調して人、動物そして環境の安全を守る体制が挙げられる。よって、災害動物医療は、獣医師がリーダーシップをとって地域防災／減災に取り組み、緊急災害時に実動可能な人材の教育／訓練を通し、地域や人の安全を守ることを目的とし、獣医師の社会貢献や社会的責任も果たしていく。「災害獣医学」は、災害動物医療の基盤となる学術分野として疫学研究や科学的根拠の検証、また様々な獣医学の専門分野と技術を応用・統合し、獣医学を通して人と動物と環境の安全を守る研究分野として発展していくことが重要かと思われる。日本の災害対応における指令系統でも獣医師や獣医療はまだ入っていない。しかし、災害における獣医師および獣医学の役割を学術的根拠のもとに明確にし、人、動物そして環境を守るうえで獣医学的見地は必要不可欠であることを広く周知し、獣医師が社会を守る医療従事者として教育訓練をもとに災害に備えていく体制をつくっていくことがこれからは必要ではないかと思われる。

参考文献

[1] Dunning D, Martin MP, Tickel JL, et al. Preparedness and disaster response training for veterinary students : literature review and description of the North Carolina State University Credentialed Veterinary Responder Program. Journal of Veterinary Medical Education 2009 ; 36 : 317-330.

[2] Bissett WT, Zoran DL, Clendenin A, et al. How a Disaster Preparedness Rotation Helps Teach the Seven NAVMEC Professional Competencies : The Texas A&M University Experience. Journal of Veterinary Medical Education 2013 ; 40 : 378-388.

重油流出事故と野生動物の救助活動

「重油流出事故と野生動物の救助活動」
※VMAT標準テキスト ver.1.4（災害動物医療研究会 編、2016年発行）
「第18章 『大規模災害における野生動物救護』」
掲載内容を一部更新して掲載

重油流出事故と野生動物の救助活動

皆川康雄
Yasuo Minagawa
NPO法人野生動物救護獣医師協会／
東京環境工科専門学校

▲ はじめに

　野生動物とは、自然環境下で自活して生きている動物を示す。したがって、原則人間は介入せずに一定の距離を置いて見守る姿勢が大切である。いっぽう、飼育動物は、人間の管理下で生活している動物を示すことから、常に人間が関与し最期まで面倒をみる必要がある。まずは、野生動物と飼育動物では、人間のかかわり方がまったくちがうことを認識しておくべきである。

　とはいえ、野生動物も災害時には動物福祉の観点から救助が行われる。それが人為的な災害であれば、なおさら確実に行われる。とくに船舶等の海難事故に伴う油の流出は多くの水鳥に油汚染被害を及ぼし、大規模災害になり得る。さらに、環境汚染や生物多様性の保全の観点からも懸念されることになる。

　そこで、こうした油流出事故に備えて油汚染された水鳥の救護法（とくに洗浄法）の習得と事前の野生動物の救助体制の取り決めが肝要となる。

▲ 油流出事故に伴う野生動物救助

1）油流出事故とは

　タンカーや貨物船等の船舶が座礁や衝突等をおこして、積載された油が海に流出することをいう。なかでも、重油はほとんどの船舶が燃料油として積載していることから、流出する油の多くは重油ということになる。海上保安庁の統計によると、日本近海での油流出事故は、年間およそ290件発生している（図1）。また、過去に水鳥救助活動を行った主な油汚染事故を表に示す（表1、表2）。

2）油汚染被害に遭いやすい野生動物とは

　大規模な油流出事故が発生した場合、海上あるいは海岸が油汚染されることから、真っ先に被害に遭うのは鳥類で、いわゆる水鳥（海鳥）とよばれるアビ目、カイツブリ目、ミズナギドリ目、カツオドリ目、ペリカン目、カモ目、チドリ目に属するグループである（表3）。

3）油汚染鳥の救助法

　油流出事故により汚染された水鳥を救助する際の基本的な手順は、海上および海岸での油汚染鳥の救助、救護施設への搬送、獣医師によるトリアージと治療、野生動物リハビリテーターによる看護および飼育管理と洗浄、ならびにリハビリと放鳥である（表4）。

海上および海岸での油汚染鳥の救助と救護施設への搬送

　海上に流出した油に汚染された水鳥は、命あるかぎり海岸に上がろうとする。油が羽毛に付着することに

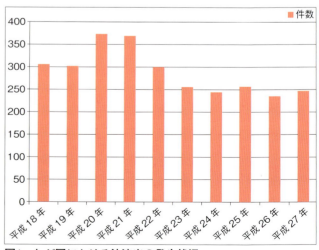

図1　わが国における油流出の発生状況

表1 わが国における主な油等汚染事故

1974	水島精油所油流出事故
1986	島根県沖重油不法投棄事件
1990	若狭湾貨物船座礁事故
1993	苫小牧沖貨物船座礁事故
1997	ナホトカ号重油流出事故
1997	ダイヤモンドグレース号原油流出事故
1998	千葉県犬吠埼沖タンカー衝突事故
2006	長崎県対馬・漂着油汚染鳥被害
2006	北海道知床半島・油汚染鳥死体の大量漂着
2006	茨城県鹿島港沖貨物船座礁事故
2007	宮城県山元町貨物船座礁事故
2007	北海道釧路港 オレンジ色物質による汚染
2011	石川県金沢港貨物船座礁事故
2011	千葉県石油コンビナート火災（東日本大震災）
2014	神奈川県三浦沖貨物船衝突事故

表2 海外における主な油汚染事故

1989	エクソンバルディース号油流出事故（アメリカ・アラスカ）
1991	湾岸戦争（ペルシャ湾）
1992	エージアンシー号油流出事故（スペインラコルニア）
1993	ブレア号油流出事故（イギリス・シェットランド諸島）
1994	アポロシー号油流出事故（南アフリカケープタウン）
1997	サンタクルーズ号油流出事故（アメリカ）
1998	パラス号油流出事故（ドイツ）
2000	エリカ号油流出事故（フランス）
2000	トレジャー号油流出事故（南アフリカケープタウン）
2001	ジェシカ号油流出事故（エクアドルガラパゴス諸島）
2002	プレステージ号油流出事故（スペインガリシア）
2007	ハーベイスピリット号油流出事故（韓国）
2010	メキシコ湾原油流出事故（アメリカ）
2011	千葉県石油コンビナート火災（東日本大震災）
2014	神奈川県三浦沖貨物船衝突事故

表3 油汚染の被害に遭う可能性の高い鳥類

□アビ目	■アビ科	アビ、オオハム、シロエリオオハム
□カイツブリ目	■カイツブリ科	アカエリカイツブリ、カンムリカイツブリ
□ミズナギドリ目	■ミズナギドリ科	オオミズナギドリ、ハシボソミズナギドリ
	■アホウドリ科	アホウドリ、コアホウドリ
	■ウミツバメ科	ヒメクロウミツバメ、コシジロウミツバメ
□カツオドリ目	■カツオドリ科	カツオドリ、アカアシカツオドリ
	■ウ科	ウミウ、ヒメウ、カワウ
□ペリカン目	■サギ科	クロサギ
□カモ目	■カモ科	クロガモ、ビロードキンクロ、シノリガモ、スズガモ、ホオジロガモ、ウミアイサ、コクガン、ツクシガモ
□チドリ目	■カモメ科	ウミネコ、セグロカモメ、オオセグロカモメ、ユリカモメ、ミツユビカモメ、コアジサシ
	■ウミスズメ科	ウミスズメ、カンムリウミスズメ、エトロフウミスズメ、マダラウミスズメ、ウトウ、ウミガラス、ハシブトウミガラス
(以下、2次的被害の危険性のある鳥類)		
□タカ目	■タカ科	トビ、オオワシ、オジロワシ
	■ミサゴ科	ミサゴ
□ハヤブサ目	■ハヤブサ科	ハヤブサ
□スズメ目	■カラス科	ハシブトガラス、ハシボソガラス、ワタリガラス
□ペリカン目	■サギ科	アオサギ

表4 国際的に推奨されている油汚染鳥の救護体制

1. 事故発生後48時間以内に救護施設を展開
2. 油汚染された鳥を洋上での救助
3. 保護された鳥を直ちに救護施設に搬送
4. 獣医師による適切なトリアージと治療
5. 野生動物リハビリテーターによる十分な栄養補給
6. 野生動物リハビリテーターによる適切な洗浄
7. 洗浄後、十分な広さのプールで復帰訓練

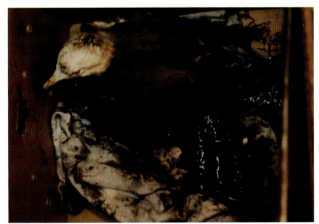

写真1 重油に汚染されたウミネコ

より、防水防寒といった水鳥特有の羽毛の機能を失い、直接皮膚に海水が触れるため、体温が急激に下がるからである。つまり、低体温症を呈して海岸にたどりつくのである。したがって、油汚染鳥の救助活動は海岸をパトロールすることからはじまる。油汚染鳥を発見救助した場合は、体温の喪失を防ぐため1個体ごとにダンボールに入れ、保温等の処置をしながら指定された救護施設に搬送する（写真1）。なお、パトロール中に油が付着した鳥の死体を発見した場合も回収する。死肉とともに流出油を食してしまう2次的被害を防ぐためである（表3の2次的被害の危険性のある鳥類を参照）。

トリアージと治療

　救護施設に収容された油汚染鳥は、最初に獣医師によるトリアージが行われる。野生動物のトリアージは、ペット等の飼育動物とは異なり、優先順位は野生復帰可能な個体（軽症な個体）となる。まず個体ごとにカ

災害動物医療　〜動物を救うことが人命や環境を守る〜

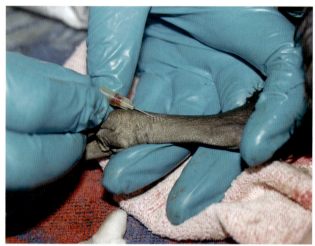

写真2　脚から採血

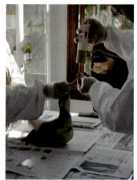

写真3　チューブによる強制給餌

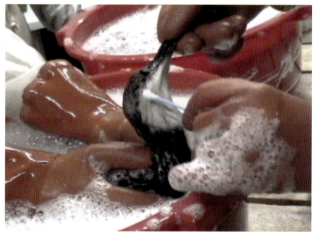

写真4　油汚染鳥の洗浄

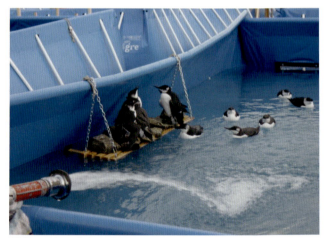

写真5　リハビリ用プール

ルテを作成し、体重と体温の測定、眼、口腔内、皮膚、羽毛、翼、脚等をくまなく診察し、脱水や貧血、油の付着の程度、削痩具合、骨折の有無等を確認する。その後、脚または翼から採血をして血液検査を行い状態把握に努める（**写真2**）。やるべき治療は、吸着剤（活性炭）の経口投与と脱水改善のための補液である。羽毛に付着した油を一生懸命に除去しようと嘴で削ぎ落とそうと（羽づくろいの習性）する際に、飲み込んでしまった油を活性炭に吸着させ、便とともに排出させる治療である。

看護および飼育管理と洗浄

　救護施設では、常に保温と安静の状態が保たれなくてはならない。そのうえで、油流出事故が救護原因である物的証拠として、1個体ずつ全身写真撮影と油が付着した羽を採取保存する。また、油による胃腸障害等にて自力で餌を食べられなくなった鳥に対しては、いわゆる流動食の強制給餌が必要になる。栄養補給は体力の維持回復にとって、とても重要であるため、看護および飼育技術を有した野生動物リハビリテーターがこれにあたる。2人一組になり、1人が鳥を保定し、もう1人がチューブを胃に挿入して与える（**写真3**）。1日1羽あたり3回流動食を与えることになる。嘴を開けると食道より気管が手前に位置し、チューブが気道のほうに入りやすいため注意が必要である。

　獣医師によるトリアージにより洗浄可能と判定された油汚染鳥は、いわゆる台所用洗剤で洗浄が行われる（**写真4**）。1羽につき2人一組で行う。まず、桶を2つ用意し、片方の桶にお湯と洗剤を混ぜ、油汚染鳥を入れて首まで浸しておく。その間、歯ブラシ等を使って顔や頭の油を落としていく。さらに、嘴の内側に付着した油を綿棒等でかきとっていく。その後、体や翼を順次、手でお湯を勢いよく羽毛に当てるような感じで油を落としていく。羽毛の微細構造を壊さないように気を付けながら丁寧に洗浄するこの作業は、見た目より難しく水鳥の洗浄研修を受けた野生動物リハビリテーターが行う。桶のお湯が汚れたら、もういっぽうの桶にお湯と洗剤を混ぜ、鳥を移して洗浄を続ける。

表5　油等汚染事件への準備及び対応のための国家的な緊急時計画
　　　　　　　　　　　　　　閣議決定　平成18年12月8日
第3章　油等汚染事件に対する対応に関する基本的事項
第8節　野生生物の救護の実施

　環境省は、油等汚染事件により野生生物に被害が発生した場合には、排出油等が付着した野生生物の洗浄、排出油等付着に伴う疾病の予防、回復までの飼育等野生生物の救護が、獣医師、関係団体等の協力を得て円滑かつ適切に実施されるよう措置する。

表6　環境省水鳥救護研修センターの設置概要
・設置主体　環境省
・開設年度　平成12年度
・活動内容
　　- 油汚染で負傷した水鳥の救護手法研修
　　- 油汚染事故に関する文献の収集整理
　　- 水鳥および水鳥救護に関する情報の普及・啓発
　　- 救護に必要な資機材の備蓄と貸し出し
・管理運営　運営　水鳥救護研修センター運営協議会
　　　　　　事業　NPO法人野生動物救護獣医師協会

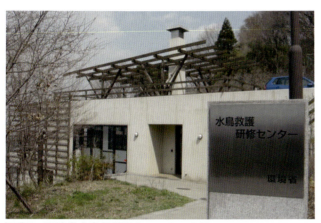

写真6　環境省水鳥救護研修センター全景

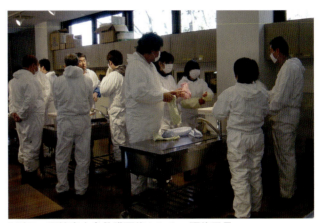

写真7　環境省水鳥救護研修センター研修風景

何度も交互に桶を取り替えながら付着した油が完全に落ちるまでくり返す。最後にしっかり油が落ちているか、確認をしてからすすぎに移る。ここまで約30分はかかる。すすぎはシャワーを使いある程度強い水圧がかかるようにして行う。洗剤が残ると、油と同様に羽毛の防水防寒効果を失うので、すすぎも念入りに行う。そのため、すすぎだけで20～30分かかる。その後鳥をケージに移し、固定ドライヤーで乾燥させる。

リハビリと放鳥

　こうして、きれいになった鳥は徐々に外気温に慣らされながら、最終段階として、リハビリ用プールに移動される（写真5）。ここで、野生復帰のための訓練が行われる。野生動物リハビリテーターは、魚（餌）のとり方、泳ぎ方などの行動や羽毛の撥水性があるか等を一つひとつ確認していく。その後、放鳥に関する最終チェックに合格した鳥は、流出油が漂着するおそれがなく同種が生息する海域の海岸に放鳥される。
　このように、油が付着した鳥1羽を野生復帰させるには、高度な技術と相当量の労力と時間が必要になる。

油汚染事故および野生動物救護関連の法規

1）OPRC条約（油による汚染に係る準備、対応及び協力に関する国際条約）

（International Convention on Oil Pollution, Preparedness, Response and Cooperation）

　1989年にアメリカ・アラスカで発生した歴史上稀にみる大規模な環境汚染をもたらした「エクソンバルディーズ号油流出事故」を契機に国際海事機関（IMO）において、1990年に国際条約が採択された。わが国においても同年に条約に加入し、現在油汚染事故対策にかかわる体制づくりを推進するにあたり、最も大きな根拠となっている。

2）油等汚染事件への準備及び対応のための国家的な緊急時計画

　OPRC条約への加入に基づき、国家的な緊急時計画が策定された。この緊急時計画のなかに獣医師による油汚染の野生生物の救護活動が明記されている（表5）。また、環境省は油汚染の野生生物の救護に必要な知識と技術の修得に関する研修の実施（第2章第5節）が明記されており、水鳥救護研修センターの設置の根拠となっている（写真6、写真7、表6）。さらに、同

表7　環境省水鳥救護研修センターに備蓄されている救護資機材一覧

品　名	数量	品　名	数量	品　名	数量
作業用大型テント	2	加温水ヒーター	2	水鳥乾燥機	2
重量備品運搬台車	2	洗浄用ポンプSA750	2	水鳥専用化改造費	2
リハビリ水槽本体	4	吸着マット	4	可動式乾燥送風機	2
〃　　フタ	4	洗浄台NEWスーパーシンク	2	発電機ホンダEU281S	2
〃　　格納袋	4	洗浄台スノコ等オプション	2	テント内エアコン	2
洗浄用水槽A本体	2	オイル濾過システム改造費	2	冬用ブライトヒーター	2
〃　　フタ	2	汚水貯槽タンクA本体	2	鳥AICU（鳥用集中管理装置、鳥かご）	3
〃　　格納袋	2	〃　　フタ	2	丸形水槽（組立式）	2
吸水ポンプSE40W	2	〃　　格納袋	2		

表8　鳥獣の保護及び管理を図るための事業を実施するための基本的な指針
（2015年5月29日施行）

I　鳥獣保護管理事業の実施に関する基本的事項
　第七　傷病鳥獣の取扱い

3　油等による汚染に伴う水鳥の救護について、「1990年の油による汚染に係る準備、対応及び協力に関する国際条約」、「油等汚染事件への準備及び対応のための国家的な緊急時計画」（平成18年12月8日閣議決定）等を踏まえ、救護手法の研修、文献又は知見の収集・整理、普及啓発等に努めるものとする。

4　傷病鳥獣の収容、治療、リハビリテーション、野生復帰等については、関係行政機関、民間団体等の各主体が連携・協力して体制の整備を図り、特に、大規模な油汚染事故等複数の都道府県にまたがって大量の傷病鳥獣が発生した場合には、情報収集、提供等により関係行政機関や関係団体等による救護活動が円滑に実施されるような措置とともに、連絡体制の整備や関係者への研修を行うものとする。

表9　鳥獣の保護及び管理を図るための事業を実施するための基本的な指針
（2015年5月29日施行）

III　鳥獣保護管理事業計画の作成に関する事項
　第九　その他

4　傷病鳥獣救護の基本的な対応
⑥　油汚染事件等一時的に多数の傷病鳥獣が発生した場合に備えて、関係団体やボランティアの活動拠点の確保及び関係者間の連絡網の整備を図るとともに、海鳥や海棲哺乳類の生息状況について把握する等、救護体制の整備を図る。関係団体等の協力を得て、人と鳥獣との適正な関わり方について普及啓発を行う。

センターには野生生物保護において必要な資機材が備蓄（第2章第4節）されている（表7）。

3）鳥獣保護管理法及び鳥獣保護管理事業基本指針

鳥獣保護管理法（鳥獣の保護及び管理並びに狩猟の適正化に関する法律）に基づく、鳥獣保護管理事業基本指針（鳥獣の保護及び管理を図るための事業を実施するための基本的な指針）において、傷病鳥獣救護として油汚染鳥の対応について明記されている（表8、表9）。

4）その他の法律

その他の法律として、国内希少野生動植物「絶滅のおそれのある野生動植物の種の保存に関する法律（種の保存法）」や天然記念物「文化財保護法」等が関係する。

⚠ 油汚染事故対応と野生動物救助体制

前述の「鳥獣保護管理事業基本指針」においては、「油汚染事件等一時的に多数の傷病鳥獣が発生した場合に備えて、……（略）……救護体制の整備を図る」とされている（表9参照）。

そこで、重要なのは、一時的に多数の油汚染鳥が発生した場合の救助体制とはどのようなものなのかという点である。基本的には、いわゆる平常時の野生動物救護体制に基づいて行うことになるが、日常の救護体制ではうまく対応できない箇所があることをまずは認識しなければならない。主なものを以下に示す。

1）海上および海岸での救助および救護施設への搬送

日常の救護では、一般市民による偶然的な救助であるが、油流出事故の際は、積極的な救助が求められることから、油汚染鳥を救助する人材が必要となる。

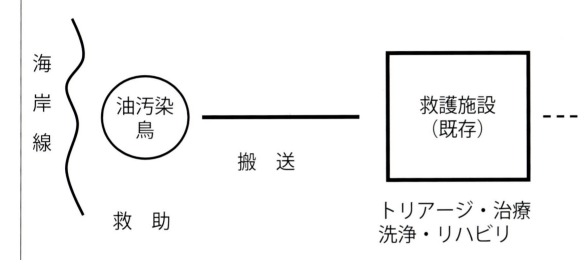

図2 油汚染鳥救助体制のイメージ

2) 油汚染鳥に対する特殊な救護技術

油汚染鳥のトリアージや治療にあたる獣医師、強制給餌や洗浄、リハビリの技術を有する野生動物リハビリテーターの人材育成と確保が必要となる。

3) 仮設救護施設の設置の必要性

既存の救護施設をもたない自治体では必須項目となる。仮設救護施設には、油の毒性に対する措置、洗浄に必要な給水給湯設備、リハビリ用プールの設置等が必要となる。また、既存の救護施設があっても、多数の鳥を収容しきれない場合には仮設の検討が必要となる。たとえば、1997年のナホトカ号重油流出事故では、福井県、石川県で救助された油汚染鳥は、治療、洗浄後に北海道にあるウトナイ湖サンクチュアリネイチャーセンターに運ばれ、リハビリがなされ放鳥された。

そこで、上記の課題を解決するための油汚染鳥救助体制のイメージ図を示す（図2）。とくに自治体では油流出事故に備えて、緊急時対応マニュアルの策定、事故発生時の連絡網の整備、民間団体等との連携強化、人材育成等の事前準備が必要である（表10）。

表10 自治体における準備と対応

準備	●ベースラインデータの収集 ●ESIマップの作成
	●緊急時対応マニュアルの策定 ●民間団体等を含めた関係者による連携組織の設置（協力体制の確立） ●事故発生時の連絡網の整備
	●実践的な訓練・人材育成・研修の実施 ●水鳥の救護に必要な資機材の整備 ●救護活動候補地の選定 ●野生鳥獣救護等に利用可能な施設等の選定と収容能力の把握
対応	●迅速かつ円滑な水鳥の救護作業の実施 ●ボランティアの受け入れ体制の整備 ●作業実施者の健康安全管理 ●関係団体等との情報交換・連絡調整 ●情報の記録と広報
事後作業	●環境影響調査・被害調査の実施 ●費用の船主賠償保険および国際油濁基金への請求 ●報告書の作成 ●事故後のモニタリング

表11 流出油による人の健康に与える危険性

・蒸気吸入による中枢神経抑制作用
　　頭痛、めまい、吐き気等
　　　　（重症時：呼吸困難、意識障害等）
・皮膚に対する炎症作用
・粘膜（眼や呼吸器）に対する刺激作用
・蒸気吸入による消化器粘膜への刺激作用
・強い毒性をもつベンゼン、トルエンが含まれる
・発がん性や催奇形性が強く疑われる化学物質が含まれる

油汚染鳥の病理解剖と検体材料採取

　油汚染鳥の病理解剖の主な目的は、鳥に対する油の直接的な影響（物理化学的毒性）を知ることと、保護収容した後の臨床処置と死因との関連性を知ることである。ただし、救護活動中において最も重要なことは、人との共通感染症の早期発見である。したがって、保護治療後リハビリ中に死亡した個体は、必ずその日のうちに剖検する。回収した死体等でその日のうちに剖検できない場合は、速やかに凍結（-20℃）させる。

油汚染鳥を扱ううえでの注意点

1）流出油の毒性

　油の毒性といっても、流出油の種類によってその影響は様々である。流出する可能性の高い重油や原油にかぎってみても、そこに含まれる化学物質の種類は非常に多く、また組成も色々である。そこで、一般的な油の毒性について知っておくことが現実的といえる（表11）。

2）人と野鳥の共通感染症

　野鳥、とくに海鳥類から人に伝搬する危険性のある病原体は、クラミジア症、アスペルギルス症、ブドウ球菌症、ダニとシラミ等である。また、病原体ではないが、羽毛アレルギーにも注意したい。

参考文献

[1] 野生動物救護獣医師協会：油汚染鳥救護テクニシャン教本，73，2007．
[2] 環境庁自然保護局野生生物鳥獣保護業務室：野鳥等の油汚染救護マニュアル，日本鳥類保護連盟，126，1999．
[3] E．ウォルラベン（黒沢信道・黒沢優子訳）：水鳥のための油汚染救護マニュアル，北海道大学図書刊行会，128，1998．
[4] 日本獣医師会，野生動物救護のあり方（野生動物救護対策の現状と活動のあり方等），65，2005．

新潟県中越大震災における動物救護活動について

「新潟県中越大震災における動物救護活動について」

※MVM153号（2015年3月発行）
「新潟県中越大震災における動物救護活動について」
掲載内容を一部更新して掲載

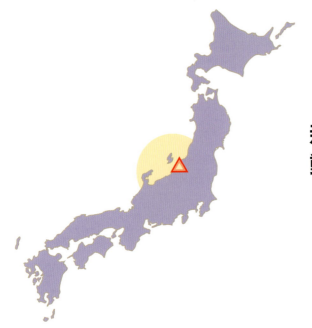

新潟県中越大震災における
動物救護活動について

遠山 潤
Jun Toyama
新潟県福祉保健部生活衛生課

はじめに

2004年10月23日(土)17時56分、新潟県中越地方を震源とする新潟県中越大震災が発生した。M6.8、震度7の本震の後、2時間以内に震度6の余震が3回、震度5の余震が7回発生し、多くの人が屋外で一夜を過ごした（図1）。

地滑り、斜面崩壊は約3,800ヵ所、土石流がいたるところで発生し、住宅は損壊し、道路・鉄道といった交通網、電気・ガス・水道などのライフラインも寸断された。中山間地域では孤立集落が多発し、被害が明らかになった山古志村は発災2日後、ヘリコプターでの全村避難を余儀なくされた。

この震災の人的被害は死者68人（うち関連死52人）、負傷者4,795人、住宅被害は全半壊16,985棟、一部損壊104,619棟であった（図2）。比較的人的被害が少なかったのは、中山間地で人口密度が低く、豪雪に耐える堅牢な住宅であったことから本震では倒壊せず、阪神淡路大震災のように住宅の倒壊や火災に巻き込まれる被害が少なかったためと考えられる。

本章では、この新潟県中越大震災における動物救護活動について改めてまとめることにより、今後の災害対応の一助としたい。

発災当時の被災地域における人口、世帯数、家庭動物の飼育頭数

震度5以上を記録した市町村の人口、世帯数は約110万人、35万世帯余りであり、避難状況が明らかとなった10月26日には498ヵ所の避難所に103,178人が避難していた。この地域で飼育されていた犬猫の数は、ペットフード工業会（現在の一般社団法人ペットフード協会）の全国調査の世帯当たりの犬猫の飼育頭数、外猫の世話頭数から犬40,000頭、猫60,000頭程度と推計された。

被災動物数

被災動物数は、地震で全半壊し、住む場所を失った17,000棟で飼育されていた、犬2,000頭、猫3,000頭程

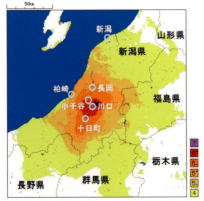

図1　震度分布図（震度分布図（気象庁）に地名を加筆）
提供：新潟県土木部管理課 [2]

人的被害状況（人）

死者(うち関連死)	重症	軽傷
68(52)	632	4,163

家屋の被害状況（棟）　　　地滑り、斜面崩壊 3,800ヵ所

全壊	大規模半壊	半壊	一部損壊	合計
3,175	2,167	11,643	104,619	121,604

避難状況（最大時）

避難者数	避難所設置数
103,178人	498ヵ所

災害救助法適用市町村数
10市27町17村

被災動物数（推計）

犬	猫
約2,000頭	約3,000頭

＊全半壊した約17,000棟で飼育されていた動物数

図2　新潟県中越大震災の被害状況

新潟県中越大震災における動物救護活動について

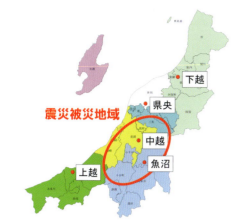

図3　動物保護管理センター配置図

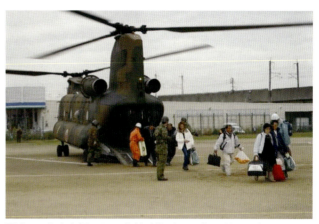

写真1　山古志村からの全村避難（2004年10月25日）

度と推計された。

新潟県の初期対応

地震発生3ヵ月前

　新潟県では、2004年7月、新潟・福島豪雨（以下、7.13水害）により死者15名、家屋の全半壊・床上床下浸水13,400棟の被害が発生した。この水害では、避難所の体育館に犬や猫を連れて避難する被災者や家を失い、避難所では飼育できず困っている被災者の姿があり、県としてはじめて被災動物の救援活動を実施した。

　まず、県の手持ちのフードや緊急に購入したペットシーツ、フン処理袋を避難所に届け、緊急災害時動物救援本部から助言をいただき、ペットフード工業会にフードの支援要請を行った。その後、社団法人新潟県獣医師会（以下、獣医師会）や新潟県動物愛護協会（以下、動物愛護協会）と協力しながら被災者へのフードや飼育用品の配布、飼育用具の貸し出し、動物相談窓口の開設、動物の一時預かり、被災により引き取った動物の新しい飼い主探し、避難所での獣医師会による無料診療等の様々な動物救援活動を行い、残ったフードの一部を備蓄していた。震災発生の際にこの経験が下敷きとなり、やらなければならないことが明確となり、職員や関係者の対応、各機関との連携が比較的スムーズに実施されたものと思う。

地震発生当日（10月23日）

　地震発生は土曜夕方であり、被害状況がつかめる状況になく、職員や関係者の安否確認、県内5ヵ所の動物保護管理センターの被害状況確認が精一杯であった。

　被災地にある中越動物保護管理センターは、アクセス道路が壊れ、停電、断水し、魚沼動物保護管理センターは何とか使える状況であることがわかった。

発災翌日（24日）

　県庁から各センターに対し、被災者からの相談対応、フード・飼育用品の支援、ケージの貸し出し、動物の一時預かりなど手持ちの資材・スタッフで可能な範囲で対応するよう指示し、翌25日から実施した。被災地の中越、魚沼の2センターを、他の3つのセンターがバックアップできる体制を敷いた（図3）。

　幸いなことに新潟県では犬の飼育マナーがよく、普段から放し飼いはほとんどみられず、このような震災のさなかも飼い主は自身の犬を十分に管理し、徘徊犬の収容依頼が増えたりすることはなかった。

発災2日後（25日）

　県から各市町村の災害対策本部に対し、フード、飼育用品等の支援が可能である旨を通知した。獣医師会に対しては、7.13水害と同様に被災動物の無料診療を行うよう依頼した。

　同日、環境省や緊急災害時動物救援本部事務局である財団法人日本動物愛護協会から問い合わせがあり、県が行っている被災動物支援策について説明を行った。

　この頃になってようやく災害の全容が明らかとなり、使用可能な道路や孤立集落の状況、各避難所の把握ができるようになった。

発災3日後（26日）

　山古志村の全村避難時（写真1）にヘリに乗せられず残された動物への対応を検討し、現地調査とフードの給与のため職員を現地へ向かうヘリに同乗させることを決定、同日、緊急災害時動物救援本部に対し、飼

育用ケージ等の物資支援を要請した。
　また、県が行う動物関連支援の内容をプレスリリースし、ホームページに掲載した。

発災4日後（27日）

　環境省の助言をもとに、新潟県と緊急災害時動物救援本部を構成する5法人（（財）日本動物愛護協会、（社）日本動物福祉協会、（社）日本愛玩動物協会、（社）日本動物保護管理協会、（社）日本獣医師会）で「新潟県中越地震動物救済仮本部」を東京の日本動物愛護協会内に設置した。この仮本部では、募金・ボランティアの受付窓口と救援物資の調達・搬送、資金援助などをご担当いただいた。当時、新潟県生活衛生課には、被災動物についてマスコミで報道される都度、全国から募金やボランティアの申し出、様々な苦情や要望が寄せられ、電話がパンク状態であり、受付窓口をつくっていただいたことは行政運営の面からも大きな力となり、円滑な業務遂行に欠かせないことであった。
　同日、獣医師会が被災動物の無料診療を行っている旨をホームページに掲載した。

発災6日後（29日）

　動物同伴のため避難所に入れず、車中泊をしている被災者向けに、動物同伴可能なテントの設置について自衛隊に要請した（2004年10月31日～12月5日まで小千谷市に設置）。

発災7日後（30日）

　これまで人命優先であることに配慮し、公表を控えていた山古志村にとり残された動物たちの救援活動について、被災者向けの明るい情報になると判断し、プレスリリースした。

発災8日後（31日）

　県内5ヵ所の動物保護管理センターだけでは一時預かりに限界があり、十分な対応ができないこと、新たな保護収容施設の設置には時間と費用、スタッフの手配など課題が多いことから動物病院と協力して一時預かりに対応することとし、獣医師会に協力を要請した（2004年11月16日から正式に動物病院での預かりを開始）。
　新潟県の基本的な方針として、動物も家族の一員であり、被災動物の支援活動が被災者の心のケアや生きる力となること、できるかぎり早期に被災者と動物が一緒に暮らせる環境をつくること、そのために仮設住

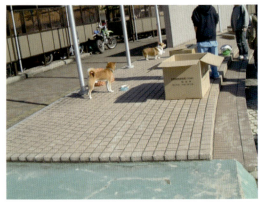

写真2　避難時の様子（小千谷市、2004年10月29日）

宅等でも希望すれば、動物と暮らせるようにすることを掲げ、様々な活動を行うこととした。

被災地の動物病院および新潟県獣医師会の活動

　被災地の動物病院は、設備が壊れライフラインが止まるなか、災害翌日から屋外での応急診療をはじめた。また、被災者の求めに応じ、手持ちのケージの貸し出しや一時預かりなども実施していた。
　発災4日後の10月27日には、獣医師会として被災動物の無料診療実施を発表するとともに、新潟県中越地震被災動物救護活動義援金の口座を開設し、（社）日本獣医師会に義援金の募集について協力要請した。
　被災地域外の獣医師が被災地の獣医師をサポートしながら、小千谷市、長岡市、十日町市などの地域で、避難所での相談窓口の開設、健康診断や応急診療の実施、テント等での動物飼育施設の開設などの活動を行った。
　県が実施していた被災動物の一時預かりにも協力することとし、2004年11月1日から保護預かり可能病院を募り、その結果、63施設が協力病院として登録し、県からの依頼に基づき協力して被災動物の一時預かり事業を行った。

避難所の動物たち

　当時の新潟県では、県および市町村の地域防災計画に動物の避難についての記載はなく、体系的な準備はされていなかった。動物の取り扱いは避難所の責任者の判断に任されており、犬猫は屋外に置くよう指示されるケースが多く、自転車置場を活用したり、軒下につながれたりといった状況であった（写真2）。避難所生活の中で、飼い主や他の避難者の癒しとなる一方、動物と車中泊していた方が、エコノミークラス症候群

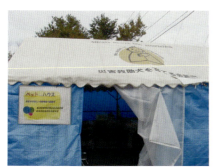

写真3　避難所に併設したペット飼育用テント
（獣医師会、動物愛護協会との連携）
2004年11月5日～12月5日、長岡市新産体育館に設置された

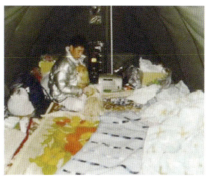

写真4　動物同伴テント（自衛隊が設営）
2004年11月3日～12月5日、小千谷市に設置された

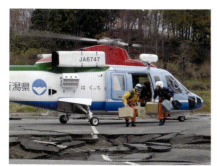

写真5　ヘリによる山古志村へのフードの給与活動

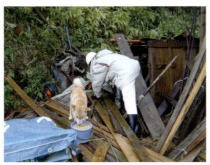

写真6　山古志村でのフードの給与活動

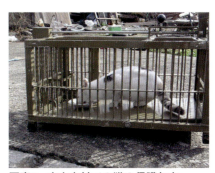

写真7　山古志村での猫の保護収容

で死亡する事件も発生した。

県では、市町村災害対策本部に動物の相談窓口の開設や飼育用品の配布など支援メニューを提示していたが、被災者には伝わらないことが多く、500ヵ所もの避難所にどれくらいの動物がいるのか把握することは困難であった。

そのような状況で有効だったのは、職員が直接避難所へ行き、支援メニューのチラシを貼って回りながら飼育者の声をきいたり、避難所へ行く保健師から情報を得ることであった。ライフラインが止まるなか、避難所では貼り紙で避難者に情報を伝えることが多く、チラシをつくり避難所にきちんと貼り出してもらう体制づくりが必要であり、ラジオや新聞の被災者向け情報にも、載せてもらうようマスコミの協力を得ることも重要と感じた。

いっぽう、一部の大規模避難所には、県、獣医師会、動物愛護協会が協力して、動物を飼育できるテントを立て、相談窓口をつくり、物資を配布し、診療を行うなど被災動物支援の拠点として機能していた。

また、動物と一緒に暮らしたい方のため、民間団体が被災者にテントを貸し出したり、小千谷市の動物病院近くには自衛隊が専用のテントを設営した（写真3、4）。

山古志村の動物救済

震災で孤立し、全村避難した山古志村には、避難時に連れて行けなかった動物たちが残されていた。2次災害の危険から一般の立入が厳しく制限されていたことから、県では避難2日後の10月27日からヘリや陸路で職員を派遣し、現地調査を行いながら、残された動物たちへのフードの給与活動を行った（写真5、6）。その後、数時間の一時帰村ができるようになると村民たちは再会した動物を避難所に連れ帰るようになった。

しかし、多くの猫は自宅を離れ放浪していたこと、降雪期は一時帰村もフードの給与活動も困難になることから、11月22日以降、山古志村の動物の収容活動を併せて実施した（写真7）。12月末までに、犬1頭、猫90頭、ハムスター2匹を収容した。

収容できた動物は避難所や仮設住宅で飼い主を探し、みつからないものは動物保護管理センターで飼育しながら新しい飼い主を探し、収容できなかった猫たちへは、降雪期以降も可能なかぎりフードの給与を続けた。

当初から殺処分は絶対に行わない方針であり、新しい飼い主探しは2年後の2006年11月に最後の猫が譲渡するまで続けられた。

災害動物医療　～動物を救うことが人命や環境を守る～

- 動物は、原則として室内で飼育する
- ワクチンを接種する　　**無料実施 12月**
- 繁殖制限手術を受ける　**補助事業 2～3月**
- 動物に飼育者の連絡先を着ける（迷子札）
- 飼育者の会をつくる
- 専門家のサポートを受ける

図4　仮設住宅での動物飼育のルール
動物保護管理センターが窓口となり、獣医師会、動物愛護協会と協力しながらサポートを行った

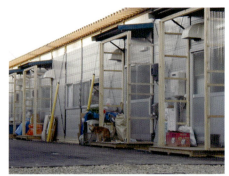

写真8　仮設住宅の状況（仮設で犬とともに）

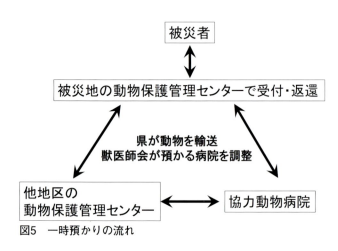

図5　一時預かりの流れ

動物保護管理センター　　2004年10月～2006年3月分

受入動物	犬	猫	その他	合計
収容数	85	184	4	273

上記のうち、動物病院協力分

受入動物	犬	猫	その他	合計
預かり数	42	83	0	125

図6　動物の一時預かり・保護収容
この他に、各々の地域被災者のために獣医師、団体などが一時預かりを行っている

⚠ 仮設住宅への対応

　11月になると、各地で仮設住宅の建設がはじまったが、動物を連れて入居できるかは不透明であった。動物も家族の一員であり、同居できなければ動物の行き場がなくなってしまうことから、11月18日に県から市町村災害対策本部に仮設住宅での動物飼育を認めるよう要請文を出すとともに、地元保健所からも働きかけを行った。

　市町村住宅担当課へは、動物も家族の一員であり、一緒に暮らすことが被災者の支援になることを説明し、仮設住宅での飼育ルールを定め、マナーを守りトラブルを防止するよう保健所、獣医師会、動物愛護協会スタッフが全面的にサポートする旨を伝えた（図4）。その結果、すべての市町村で仮設住宅での動物飼育が認められることとなった。

　仮設住宅での飼育を支援するため、ケージ等飼育用品の貸し出し、ワクチンの無料接種、不妊去勢手術の補助などを行った。

　13市町村に3,460戸の仮設住宅が建設され、そのうち333戸で犬、猫、ハムスターなどの動物が飼育されていた（写真8）。仮設住宅には飼育上の注意事項を記載したチラシを配布するとともに、獣医師会や動物愛護協会の会員が訪問し、動物飼育についてのアドバイスを行った。

⚠ 動物の一時預かり事業

　県では7.13水害の経験をもとに、発災2日後の10月25日から動物の一時預かり事業を開始した。当初より被災者からの動物の一時預かりについて、避難所で飼育できない場合を想定しており、仮設住宅に入るまでの2ヵ月間を乗り切ることを第一に考えた。

　被災者からの要望が多数寄せられるなか、県と獣医師会で協議し、時間をかけず早期に対応するため、過去の大規模災害のような特別なシェルターは設けず、動物病院に協力を求めることとなった。その結果、63の動物病院から協力の申し出があり、県の5ヵ所の動物保護管理センターが核となり、連携して被災動物の一時預かりと、山古志村で保護収容した動物たちの飼育管理を行った（図5、6）。

　一時預かりは、原則3ヵ月以内とし、1ヵ月ごとの更新手続きをすることになっていたが、一部の被災者は自宅の修理の目途が立たず、長期に及ぶものもあった。

　12月には、3ヵ所の動物保護管理センターに計4基のプレハブを設置し、収容頭数の増加に対応するとともに、地元の動物愛護協会スタッフが、ケージの洗浄や散歩などのボランティアとして駆けつけ、側面からサポートした（写真9）。

新潟県中越大震災における動物救護活動について

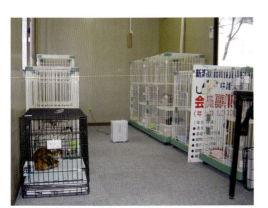

写真9　被災動物飼育状況
動物保護管理センターの収容能力を増やすため、3ヵ所のセンターに計4基のプレハブを救済本部で設置した

メリット
- 大規模な保護施設が不要
- 一般ボランティアが不要
- 専門のスタッフで保護環境がよい
- 病気の発見、治療が早い

デメリット
- 受け入れた動物病院が遠方のため面会しにくい
- 病院から直接飼い主に連絡しにくい
- 被災地周囲に被害のない複数の病院が必要

図7　動物病院による一時預かりの利点と欠点

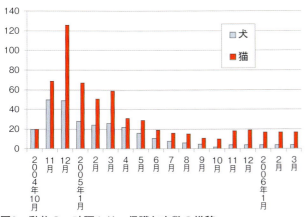

図8　動物の一時預かり・保護収容数の推移

- フード等の提供
- 動物関連備品貸与
- 一時預かりに関する物資と人材の支援
- 動物保護管理センターに設置したプレハブの管理
- 被災動物譲渡会の開催
- 繁殖制限事業
- ホームページ運営
- 広報
- 募金の管理
- その他

仮本部：2004年10月27日〜2005年1月19日
本部　：2005年1月19日〜2005年6月29日
解散後は、新潟県動物愛護協会が活動を引き継いだ

図9　新潟県中越大震災動物救済本部の活動

動物病院では、外部寄生虫、内部寄生虫の駆除、混合ワクチン接種、フィラリア検査、FIV、FeLV検査、不妊去勢手術を行うなど、きめ細かいケアを行っていた（図7、8）。

被災動物の繁殖制限手術補助事業

被災者の飼育していた犬、猫を対象に望まない繁殖や繁殖期特有の行動による周辺への迷惑を防止するため、飼育者が負担なく手術を受けられるよう費用の補助を行った（去勢手術1万円、不妊手術2万円）。

補助対象は仮設住宅で飼育されていた犬猫だけでなく、市町村が発行する被災証明書を提出できる被災者全員とし、広く不妊去勢手術の重要性を啓発することとなった。

また、被災者から保健所が引き取ったり、被災地域で保護され、動物保護管理センターで新しい飼い主を探したりしている犬猫もこの事業により繁殖制限手術を行った。

被災から1年が経過した段階で、様々な理由で被災地に残され、繁殖していた猫については可能なかぎり繁殖制限手術を行い、新しい飼い主を探した。

補助事業を利用して繁殖制限を行った動物は、犬160頭、猫614頭に及んだ。

新潟県中越大震災動物救済本部

発災後東京都の（財）日本動物愛護協会内に「新潟県中越地震動物救済仮本部」設置し、募金や物資支援などの動物救済活動を行ってきたが、被災地の混乱も落ち着いてきたことから、仮本部の活動を引き継ぎ、2005年1月19日に現地本部となる「新潟県中越大震災動物救済本部」を立ち上げた。救済本部は県、獣医師会、動物愛護協会および緊急災害時動物救援本部の4者で構成された。

救済本部では、仮設住宅などの被災者への物資提供、ケージ等の貸与、一時預かり事業の支援、繁殖制限補助事業、ホームページの運営、募金の管理などを行った（図9）。

この救済本部は、主要な事業が成果を上げ、仮設住宅での生活に落ち着きがみられ、動物の支援に関する需要も少なくなったことから、2005年6月29日付で活動を

災害動物医療　〜動物を救うことが人命や環境を守る〜

```
2004年10月23日    中越大震災発生
     10月25日    山古志村全村避難
     10月26日    避難所の避難者10万人を超える
     10月27日    中越地震動物救済仮本部設立
     11月24日    仮設住宅への入居開始
     12月20日    避難所の避難者ゼロに
2005年 7月22日    山古志で一部を除き帰村可能に
2006年 4月10日    復興公営住宅への入居開始
     11月20日    最後の被災猫「ボス」譲渡
2007年 4月 1日    被災地の避難勧告が全面解除
     12月31日    仮設住宅からの退去が完了
```
図10　発災から終息までの年表

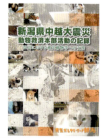

写真10　「新潟県中越大震災動物救済本部活動の記録」[1]

終了し、一部事業を新潟県動物愛護協会が引き継いだ。

そして、発災から2年後の2006年11月20日、山古志村で保護され、新しい飼い主探しをしていた最後の被災猫「ボス」が譲渡され被災動物支援活動は終息した（図10）。

2006年度末には動物救済活動をまとめ、「新潟県中越大震災動物救済本部活動の記録」を発刊した（写真10）。この記録はその後の災害時に様々な場面で活用された。

新潟県中越大震災の動物救済活動の経費について

新潟県中越大震災動物救済本部で募集した義援金は約3,700万円、新潟県獣医師会新潟県中越地震動物救護対策本部で募集した義援金は約1,600万円が集まり、被災動物支援活動の大きな力となった。全国の皆様からの浄財により、被災者への物資支援、動物保護管理センターに設置したプレハブのレンタルや飼育用品の調達、被災動物の無料診療やワクチン接種、繁殖制限手術など多角的な動物救済活動が実施できたことについて、改めて感謝したい。

震災の教訓を経て

新潟県ではこの震災を受け、新潟県地域防災計画が見直され、「愛玩動物の保護対策」の項目が設けられ、災害時には県が獣医師会、動物愛護協会とともに動物救済本部を立ち上げることが規定された。また、同行避難を前提に、飼い主、県、市町村、動物救済本部それぞれの役割が定められた。

2007年7月に発生した新潟県中越沖地震の際は、この防災計画に基づき震災発生翌日に「新潟県中越沖地震動物救済本部」を立ち上げ、早期に被災動物活動を実施することができた。また、東日本大震災においても発災7日後に救済本部を立ち上げ、主に福島県からの動物同行避難者の支援にあたった。

災害対応での課題

1）避難所への同行避難対策

避難所での動物対応は避難所の責任者の裁量権が大きく、理解していない場合は拒否されるケースもある。同行避難を前提とした地域防災計画をつくるとともに、避難訓練などの際にも動物を組み込み、同行避難が当たり前との意識付けをしたり、避難所で作成する避難者名簿の書式に、あらかじめ同行動物の有無や種類の記載欄を設けることも有効である。

2）被災動物の一時預かり

どのような災害でも家を失う被災者が出れば、動物の一時預かりのニーズが発生する。預かる側としては、終息までのビジョンをもって被災者と向き合い、あまり長期にわたる場合は動物側のQOLにも配慮し、譲渡をすすめる必要がある。

3）飼い主不明動物、被災地に残された動物の保護

災害時には飼い主がきちんと動物を管理できなくなり、ペットがとり残される事例も多い。被災地での動物の保護収容が後手に回ると、繁殖の問題まで発生し、対象動物が増えることもあるため早期の決断が望まれる。

おわりに

新潟県の災害対応が成功例のように取り上げられるが、発災当初から県災害対策本部と十分協議をしながら、飼育者のため、動物たちのためにどうすべきか、それぞれの立場で決断して実行した結果なのだと思う。日頃から災害がおきたら自分の地域はどうなるのか、一人ひとりが想像力を働かせて備えることが、一番の防災につながるのではないだろうか。

参考文献

[1] 新潟県中越大震災動物救済本部：新潟県中越大震災動物救済本部活動の記録, 90, 2006.

[2] 新潟県土木部監理課：新潟県中越大震災の記録〜大震災を経験して〜, 336, 2007.

東日本大震災における支援活動

「東日本大震災を経験した現地獣医師のあゆみ 『After3.11：現地獣医師の想い・苦闘・そしてこれから』 座談会 in 仙台」

※MVM134号（2012年5月発行）
「特集　東日本大震災を経験した現地獣医師のあゆみ
『After3.11：現地獣医師の想い・苦闘・そしてこれから』座談会 in 仙台」
掲載内容を一部更新して掲載

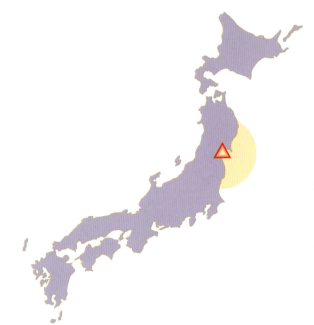

東日本大震災を経験した現地獣医師のあゆみ
「After3.11：現地獣医師の想い・苦闘・そしてこれから」座談会 in 仙台

座長　　パネリスト

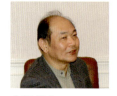
小野裕之
Hiroyuki Ono, D.V.M.
一般社団法人日本臨床獣医学フォーラム常務理事事務局長。仙台市太白区・小野動物病院院長

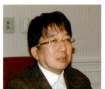
安藤 太
Futoshi Ando, D.V.M.
宮城県獣医師会所属。名取市那智が丘・那智が丘アン・ペットクリニック院長

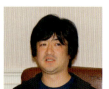
小野寺秀之
Hideyuki Onodera, D.V.M.
宮城県獣医師会所属。宮城郡利府町・オノデラ動物病院院長

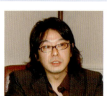
河崎全宏
Masahiro Kawasaki, D.V.M.
仙台市獣医師会所属。仙台市宮城野区・アウル動物病院院長

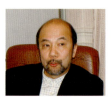
中尾 淳
Atsushi Nakao, D.V.M.
仙台市獣医師会所属。仙台市青葉区・アセンズ動物病院院長

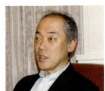
丸山淳雄
Atsuo Maruyama, D.V.M.
仙台市獣医師会所属。仙台市青葉区・丸山動物病院院長

⚠ はじめに

小野　今回、仙台市獣医師会と宮城県獣医師会の会員同士で、これまで交流する機会がなかったわけですが、震災がおこり、色々な形でかかわらざるを得ない状況になりました。そこで、互いが考えていること、気持ちの根っこの部分で同じことを感じていることを理解しました。

本座談会の5名の先生方は、震災直後に、ほとんどの人が茫然と立ちすくんでいたなか、色々なことをはじめた方々なんですね。その詳細を広くお伝えして、多くの獣医師の先生方の今後の糧にしていただければと思い、企画しました。

まず、通信網と移動手段が失われました。停電で携帯電話も通じない、ガソリンもないという、身動きできない状況でした。しかし、そのような状況でも行動した先生は確かにいました。

また、仙台市獣医師会には、少なくともマニュアルの案はありましたが、災害時マニュアルが、今回の震災がおきたときに利用できたかというと、なかなか難しい状況でした。マニュアルの内容自体が今回の事態に即していなかったというのもあります。もしあったとしても、とてもぶ厚く参照できるようなものではなかった。想定外といえば、話が済むのかもしれませんけれども。

それから、仙台市獣医師会では、事務局機能が失われました。津波がすぐそばまで来るような海岸沿いの地域では、被害が甚大であったこともあり、事務局員が甚災被災者になっていたり、遠方のため通勤ができないような状況でした。

⚠ 宮城県内の震災直後の状況　マニュアルの有効性

小野　宮城県獣医師会には、マニュアルはありましたか。

安藤　ありました。一番はじめは連絡することからスタートします。連絡を集中させることが、マニュアルの基本ですが、それがスタートできなかった。当初2週間は組織として機能していなかったといえます。

しかし、それでも震災はおこっていますから、それに対して個人のレベルでは、皆さん行動しはじめていたようです。とくに石巻近辺は、独自に救助活動をスタートしていますし、私の病院は山奥にあるのですが、海岸沿いや平地の先生方は個人レベルで、自転車に乗って避難所を回ったそうです。確かに自転車だったらできたかなって後になって思いました。個人レベルでは、行動されてい

東日本大震災を経験した現地獣医師のあゆみ
「After3.11：現地獣医師の想い・苦闘・そしてこれから」座談会 in 仙台

たようですが、組織的に機能するということは難しかったですね。

中尾 支部単位で動いてはいましたか？

安藤 動けたところもあります。岩沼市（図1——）はかなり早めに連絡をとり合って、避難所を回っていました。地震があってからまだ2ヵ月、3ヵ月で、また大きい地震が来るかもしれないという予想はあったので、1回目の地震のあとに回る地域の振り分けを決めたような状態でした。おそらく獣医師会は災害マニュアルを持っていたのだと思うのですが、誰もその内容を知りませんでした。

小野 河崎先生がマニュアルをみたのはいつぐらいですか？

河崎 震災後しばらくしてからです。今回のケースにはまったく当てはまらないものだっと思います。局所的な被害を想定してつくられているため、被害がない地域の先生が応援に行くというようなマニュアルでした。しかし今回は、全員が動けない状態になってしまって、みんなが応援を待つという状況になりました。今回の震災では、ほとんど機能しないマニュアルだったと思います。

小野 最初の安否確認を、仙台では河崎先生が個人的に行う状態になりました。

河崎 協同組合仙台獣医師会夜間救急動物病院（以下、夜間AH）の獣医師が、いちばん近い私の病院に直接訪ねて来ました。副委員長だったこともあり、地震から約2ヵ月間は毎日、夜間AHに顔を出していました。最初困ったのが、他の病院と連絡がつかないことでした。メールも電源が戻ってからなので、最初は携帯電話でかけたりしたのですが、通じませんでした。地震がおきた金曜日、土曜日（3月11、12日）はやはり自分の病院のことで手いっぱいでした。最初、けがした動物が来ると思い、病院も開けていたのですね。

丸山 来るだろうとみんな思っていたよね。テレビがみられないから、自分の周りしかわからない。

安藤 だから、被害の状況というのは、逆にいえば、東京の人たちのほうがよく知っている。私たちはまったく何もわからず、隣りで何がおこっているのかもわからないような状態でした。

丸山 日曜（3月13日）の夜に河崎先生が私の自宅にやってきて、うちで獣医師会の名簿をみて、「俺ここへ行くから」といって、ほかの先生のところへ夜中行って、生きているかどうかを確認した。

安藤 早いですね。

河崎 前の日の12日に津波の映像を携帯ワンセグでみたんです。仙台港の近くの獣医師の友だちが死んだのではないかなと思ったぐらい、すごい映像でした。土曜の夜に車で仙台港のほうに行くと、もう真っ暗で、遠くに七ヶ浜（図1——）の石油コンビナートが燃えていました。それに向かって走っていくのがすごく怖くて。その友だちの病院はあったのですが、もう避難していました。水とビスケットをドアノブに掛けて、次の病院をみに行ったのですが、でもやはりもう怖くて。まったく真っ暗なのです。

安藤 燃えている炎だけですよね、光というのは。街灯が何もない世界って、本当に今まで経験なかったです。

河崎 とても怖いですよ。道に何か落ちているんですよ。最初わからなくて、避けながら行ったら、よく考えると、あれ、津波で流されたゴミなんですよね。次の病院をみたとき

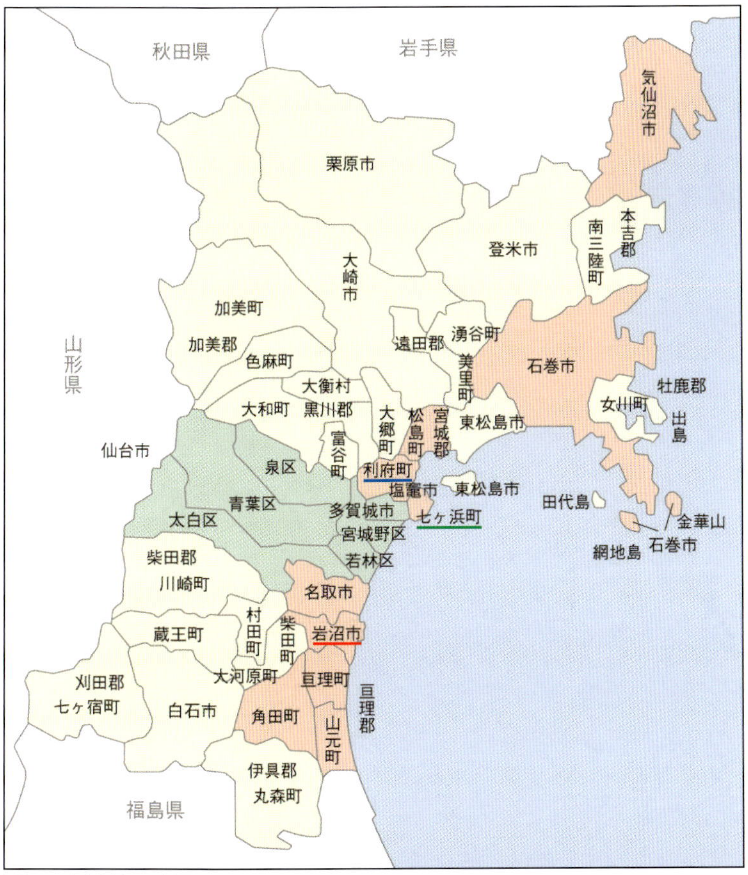

図1　宮城県の地図
仙台市を中央に、名取市・岩沼市などの南部と石巻市・気仙沼市などの北部にわかれている

57

災害動物医療　〜動物を救うことが人命や環境を守る〜

は、チャイムも鳴らないし、ノックしても出てこなかったので、とりあえず書き置きだけして戻って来てというのが活動のはじめでした。

丸山　私も日曜の夜に、旭ヶ丘（仙台市青葉区）のほうを少し見に行ったぐらいだったけどね。誰が病院を開けているかって、私の知っているかぎりの先生を河崎先生に教えた。

河崎　最初、仙台市だけでファイリングをしていたのですが、宮城県のものもつくり出しました。結局必要に駆られてやりはじめました。

小野　そういうことは、誰かが本当にやらなければいけなかった。こういう人がいてよかった。そういう基点みたいなものがね。

中尾　組織として、誰がどうまとめるかということを全然決めてなかった。それぞれが自主的に、周りの誰かの安否確認や病院の状況などをまとめていった。

⚠震災直後の仙台市のライフラインの状況

編集部　電気は実際にはいつ頃復旧したのでしょうか？

丸山　日曜日の午後ぐらいには点いたかな。2日半かな。

小野　うちは5日後ぐらい。

安藤　水はどのくらい出ていましたか？

丸山　私のところでは、最初は出た。揺れて、やばいと思って、昔の宮城県沖地震[1]のときの経験で地震のあと、水が全然出なくなったから、水をためていると、そのうちに、だんだん出なくなった。そのためていた水で何とかしのげました。あと、揺れた次の朝、近所の米屋に米を買いに行きました。

安藤　僕、わざわざ丸山先生のすぐ近くのお米屋まで行って、お米をみつけましたよ。

丸山　古い町はそこら辺の米屋が開いているの。古い町並みほど、米屋が電気がなくても米を売ってくれる。

小野　よく考えると、動物病院も電気がなくてもやれることがけっこうあるよね。

丸山　明るいところだったらね。あとやはり、こういうときは絶対開けてなきゃいけないという怖さがあった。だけど、負傷した動物は全然来ない。

安藤　ショックで血圧が落ちて、点滴したのが1件、そのぐらいでした。あと、本当に外傷も何もないのですね。海岸沿いの先生たちもよく話をされているのだけど、結局、みんな流されたということですよね。

健康な子は逃げられるけど、少しでもケガを負ったら、もう逃げられない。避難もできない。だから、避難できて連れて来た人はよいけれど。大型犬の飼い主はそういう意味でかなり被害に遭いました。

うちの病院から津波がみえたのですが、やはり速いんですよ。今みると海岸線が全然ちがいますよね。音もきこえました。ちょうど飛行機のエンジンテストをしているような、ゴーッとすごい低い音でした。

河崎　津波が来たというのを、夕方のラジオで知りました。だけど、ラジオは被害だけ伝えて、どんなものなのかがわからなくて、その日の夜に携帯ワンセグでみて、「うわーっ」と驚いた。

安藤　それみたら、きっと僕、心が折れた。

丸山　私もみなくてよかった。

小野　東京のほうは、ずっとその映像が流れていたのですものね。

編集部　地震の直後からずっと流れていて、人が橋の上にいるのに、津波が流れて来る映像など、1つの映像がずっと流れていました。

河崎　僕の実家は九州なのですが、九州経由で情報が入ってくる。

安藤　僕は地震があってからすぐラジオをつけました。すると、津波の警報が出ていて、10mというんです。今までも津波警報は出ていても、だいたい10cmとか50cmぐらいしか上がらないのに、10mってどうなんだろうねといっていたら、うちからちょうど海がみえる丘陵地帯の道のところでみんなが「津波だ」と騒いでいた。まるで帯のようにみえました。

⚠震災直後の仙台市周辺の状況

小野　利府（図1――）のほうはどうでしたか？

小野寺　利府は距離的には、塩釜が近いのですが、ぐっと陸が上がっています。父が車を飛ばして私のところに来て、ここまで津波が来るというのですが、いや、ここまで来たら仙台全部埋まってしまうと思いました。でも、盛んに逃げるぞといわれたんですが、「いや、ちょっと待て。パニックになっているわ、それ」って。ただ、やはりラジオでは、ずっと盛んに荒浜（仙台市若林区）のあたりで200人打ち上げられたといっていて。アナウンサーが神戸の震災を経験した方だったようで、盛んに、「今、情報少ないですが、みんな頑張りましょう」と、ずっと語りかけているような放送でした。だけど、そのころ、余震もおきていたし、電気も切れていて、本当に真っ暗で、ラジオが唯一の情報源でした。

安藤　七ヶ浜がかなり強い被害を受けましたね。あとは、仙台東部道路（図2）が防波堤になりました。道路の東側が津波に遭いました。この道路をつくったときに、災害のことを想定して、土盛りで造っているんですよ。街のなかに入っていくと橋

---

[1] 1978年（昭和53年）に発生したM7.4の地震。最大震度は、仙台市などで観測した震度5（強震）であり、東京でも震度4（中震）を記録した。

桁を使用していたため、その地域には水が入ってきてしまいました。

丸山 地震で揺れたら、海のそばは逃げなきゃいけないというのを本当に実践していれば、こんなに亡くなったりしなかったんだろうにね。

河崎 昔から地元にいた人は逃げている。

丸山 リアス式海岸のほうの人たちや、多賀城、宮城県の南側の岩沼の方々は、40分ぐらいあったから、早く逃げていれば亡くならなくて済んだかもしれない。でも、私も家が海沿いにあったら戻るよ。

安藤 ある方は、仕事は仙台なのに、自宅に犬がいて、戻ってはいけないことはわかっている。でも、あの子がもし死んだら、私はこれからずっとそのことを負い目に感じなくてはいけないからと、死んでもよいから戻った、という患者もいました。やはりその人それぞれなんだなって。

丸山 そうやって多くの方が亡くなったんじゃないかな。

安藤 きっと、戻っちゃいけないことはみんなわかっていたんだとは思うんです。

丸山 でも、戻るよね。

安藤 自分だけ生きていけないもの。

丸山 心配で心配で、戻るんだよね。

安藤 まして、すぐ来てくれれば、まだあきらめきれるけど、40分後に津波が来るというのは、嫌な時間ですよね。

丸山 何とか家にたどり着いたあたりにね。きっとそういう人が多いよね。

物資搬送について

小野 自分たちがやるべき仕事として、1つポイントだったことは、業者に声をかけて、薬の搬送とかやったこと。1週間目ぐらいでした。

丸山 電気が通って、電話ができるようになってからかな。ケガをした小動物の来院がなくて、その代わりにいろいろな人が「ご飯が足りない」、「動物の食べ物を売ってほしい」とやって来た。店は全部閉まっているし、電気も止まっている。だから、私が米を買いに行ったのと同じように、飼い主さんたちは動物のご飯を買わなければいけないという意識に駆られたんでしょう。そして、療法食や服用していた薬がもうなくなるという状況で、待合室はご飯と薬を要望する人たちでいっぱいになった。そして、どんどん在庫がなくなっていった。そこで、業者と話をして、新潟から物資を搬入できる可能性があるという話をききつけてお願いしたわけです。

ただ、個人の一病院が薬を出してくれといっても会社は動かないので、震災後3～4日目に、(協)仙台獣医師会の専務理事の先生にお願いして、一筆書いてもらうのと同時に、我々会員に、締切日までに注文を出せば、新潟からトラックを1台なり2台を動かすという確約をとりつけ、そして、トラックで来た荷物を1ヵ所に集めた。夜間AHへ震災後5～6日目に荷物を運び、自分たちで仙台市中の荷物を下ろして、全員に配布した。

小野 それでもどんどん在庫がなくなったといったね。

丸山 いつ入荷するかがわからない恐怖感があるから。ご飯、ご飯と飼い主さんがやってくる。来院したことのない患者さんも、「すみませんが、分けてください」といらっしゃった。そして、サンプルをどんどん差し上げたら、あとでケチャップもってきてくれたりしました。

河崎 うちはお米をもらいましたよ。

丸山 物がなくなるかもしれない恐怖感があって、業者にお願いして、1回目は仙台市しか手配する余裕がなかったんですが、2回目からは宮城県も同じ状況だろうと思って、小

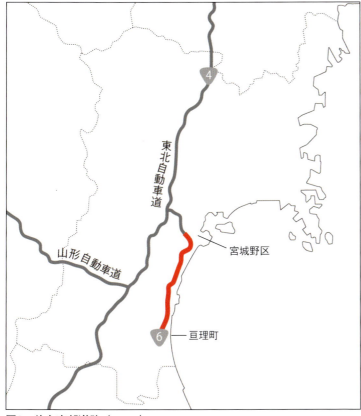

図2　仙台東部道路（━━）
亘理町～仙台市宮城野区までをつなぐ、総延長24.8kmの高速道路。震災時に津波が来たときは堤防の役割を果たし、内陸への浸水をおさえた

災害動物医療　〜動物を救うことが人命や環境を守る〜

野寺先生にお話をしたんですね。

小野寺　あのときは本当に有難かったです。

丸山　2回目の手配は、3月24日ころで、10t車を使用しました。

安藤　この時点ではまだ、ガソリンはほとんど入ってないような状態でした。

丸山　初動が早かったんですね。震災翌週の14日月曜に業者が動いて、実施することを決めて、15日火曜に要請文を出してもらって、入荷したのが17日木曜です。その後もすぐ2回目をと動きはじめた。色々な先生が物資をとりに来たけれど、でも、また次いつか入ってくるかわからないし、その頃はガソリンやフード、さらに入院している動物の薬剤がどんどん減っていた。日頃はあまり、在庫をもたないですからね。そのため、2回目も入荷することになり、仙台市内の先生方に何とか連絡をとってみると、開けていない病院も結構ありました。電話が通じた先生には、この日までにFAXを入れてくれれば、物資を10t車でもってきてもらえますと伝えた。宮城県の先生にもご連絡してほしいと伝えましたが、全部はカバーしきれなかったんですよね。

小野　2回目の配送をして、その後1週間くらいで注文から配送の流れが安定してきた。仙台や津波の来ていない地域については、停電も直り、機能的には、少しずつ回復していったころでした。

⚠ 協同組合仙台獣医師会について

小野　病院自体は、徐々に回復していったころ、ようやく外に目を向けると、色々なところで問題がおこっていることがわかってきて、中尾先生が動きはじめたんですよね。

中尾　最初、（協）仙台獣医師会で集まろうということで、理事や、あとは小野先生を含めた獣医師会の先生方と集まったのが18日金曜（震災1週間後）の夜でした。

丸山　災害対策本部を（社）仙台市獣医師会が立ち上げることになったときですね。

小野　私たちも上からの指示がないと何となく動きづらいというか、根拠の弱いまま、こんなことやっていていいのかなという心境だった。勝手にやるわけにもいかないので、不安なまま、何となく指示を待っている部分もありました。

丸山　とりあえず電気が復旧してホッとして、食べ物や米も確保できて、動物の食事や薬剤の在庫にも少し見通しが立ったころですよね。でも、津波による被害が大きいことがやっとわかってきて、獣医師としてこのまま自分の病院だけ守っていればいいのかという、危機感を感じた。個人レベルで動くのではなくて、獣医師会を基点にして、そこに物資を集める状況が必要ではないかという会議でしたね。

そうしたら、（社）仙台市獣医師会で対策本部を立ち上げるという話をきいて安堵しました。しかし、現実に、なかなかすぐには機能しなかった。

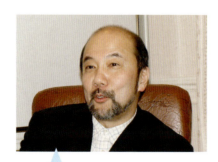

中尾　みんなテレビがみられるようになって、被害状況が明らかになると、被災地に色々な救援部隊が入って来るとか、色々な情報が入ってくるのですが、動物の「ど」の字もないし、獣医師の「じ」の字もない。我々獣医師は、非常時に役に立たないのかなと思いました。

でも、やはり何かやらなければという気持ちはずっともっていた。そのため、小野先生や若い人が中心になって、有志が個人レベルで動こうと考えました。

まずは、避難所を回って、動物と一緒に同行避難している飼い主さんたちの話をきこうと決まって、何人かで避難所を何ヵ所か回って、40頭くらいを確認できました。

小野　想像したほど多いとは思わなかった。でも、それなら、なんとかしないと、と思った。

中尾　動物と一緒に避難している人は、部屋や車の中にいました。一緒に避難した人はやはり犬と離れたくない、動物と一緒に暮らしたいという気持ちが強かったので、次にどうするかということと、そのために何をすればよいかという方針が立てられた。その後1週間位して、4月9日に2回目の会議をして、組織的なこともつくった。そして今、その活動は（社）仙台市獣医師会に引き継がれています。

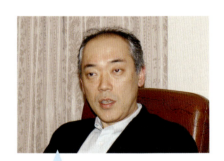

丸山　組織として何か実現するためには、強烈なリーダーがいて実施へ導かないと、本当に難しいんだなと感じました。

⚠ 石巻の震災直後の現状

丸山　小野先生、中尾先生、河崎先生ほか2〜3名の先生たちと連絡をとり、フードや消耗品のペットシーツ、猫砂などをかき集めて、震災後10日目ぐらいに石巻にもって行った

東日本大震災を経験した現地獣医師のあゆみ
「After3.11：現地獣医師の想い・苦闘・そしてこれから」座談会 in 仙台

んですね。そこで、石巻のものすごい状況を目の当たりにしました。本当にすごくて……。もうなんていうか、居ても立ってもいられないぐらいすごかった。

僕たちの仲間である石巻の動物病院がどうなっているかも全然わからないから、心配だったけれど、亡くなっている方はいなかった。でも、病院がまったく機能しない先生はいて……。

ちょうどそのとき、宮城県の獣医師会の石巻支部の先生たちが、今日から救護本部を立ち上げるといって、掘っ立て小屋で合羽着ながら集まっていたところだったんです。「ライフライン、ゼロゼロ」といいながらみんな明るく笑っていた。

その時は緊急車両しか高速道路を通れなくて、業者に緊急車両の証明書を取得してもらって、ワンボックス車で荷物を運びました。食べ物もない、寒くて灯油がないといわれましたので、次は灯油を自分の病院のタンクから抜いてもって行きました。石巻の先生方は、あんなに悲惨な状況なのに、集まって動物たちのために救護本部を、「今日立ち上げるんだ」といって、掘っ立て小屋に連れて行かれ、テーブルを並べて、「ここで診療するんだ」って。それをみて、「いやぁー、偉い」と思いましたね。

宮城県内の避難所でおこっていた問題への対応

小野寺 これまでのお話をきいて、仙台市の獣医師会はまとまっていたんだなと強く感じました。私たち宮城県獣医師会員は、かなり広範囲に被害を受けたので、各支部、各地区内でしか連絡がつかなかった。安否確認や初期の状況把握などは、石巻であれば大崎、岩沼であれば仙南とか、被災地域に隣接する支部・地区の協力を得て、それぞれで動いていたと思います。正直、海岸線のある多賀城、塩釜をみたときは、ショックを受けました。多くの先生が被害に遭われている状況で、おそらく県の獣医師会も機能しないだろうと思い、まず、近場の先生たちで集まろうと、多賀城の避難所で同地区の先生たちと落ち合ったんです。

そうしたら、避難所にどれほどの人が居るんだろうというほど混み合っていた。何から手を付けたらよいのか、私たちは何をやったらよいかがわからない。そこで、多賀城市役所の人たちと話し合いました。狂犬病注射の件で、多賀城、塩釜、七ヶ浜、松島と利府の地域でよく会議をしていたので、獣医師と町の役場の人たちはある程度顔見知りだったんです。そこで、リアルタイムの情報はききましたが、彼らももう殺気立っていたし、動物どころではないという様子でした。でも、必ずここで動物のこともやっておかないと、後々衛生面などで問題になるから、できるだけ状況を把握しようということを決めました。そして、次の日に七ヶ浜の役場へ行くと、自衛隊の車でいっぱいでした。騒然とした雰囲気のなか、役場内でたまたま顔見知りの方がいらしたので、その方に誘導されて避難所へ行きました。

そこで感じたのは、それぞれの避難所は担当者の人たちの考え方によるところが大きいことでした。動物の受け入れをOKしているところもあれば、暗に動物の同伴避難はダメとしているところもあった。まずはどのくらいの動物がいるのか、できるだけ早く現状を把握して、そのうえで地区の先生と話し合いをしようとしました。しかし、あまりにも避難所の数が多かったので、少ない物資をもちながら、個別にまず渡しながらきき込みをしていったんです。理解をいただけた役場の人たちとタイアップしながら、1つずつ、地道に活動していました。だけど、次に行くと、みんな動物を隠して飼っているんです。避難所に行って、担当の人に、「獣医師会です」というと、「医者じゃないのか」といわれて、「動物どころじゃない」といわれたりしました。「どこに動物と一緒に避難している人がいますか」ときいても、「わからない」としか返ってこない。そこで避難されている方々に問いかけて探すと、「あそこにいた」と教えてくれるんですが、そのなかには「何とかしてくれないと困る」とか、「臭い」などのネガティブな理由で教えてくれる場合も多かった。でも、多くの避難所は理解があって、動物を受け入れてくれるところが多かったのですが、飼い主さんからは薬が足りないとか、泥まみれになっているワンちゃんを洗ってあげたいという要望を多くききました。避難所では、担当者の方も衛生面などを不安に考えていたところがあったので、こちらからもペット同伴の方用の別部屋を確保できないかなどの相談もしました。でも、あまりにも課題が多くて何から手を付けてよいのかもわかりませんでした。

小野 動物にシャンプーをする活動をはじめたのはいつ頃でしたか。

小野寺 避難している方々の生の声をきいてみると、意外なことに衛生面のことが多数を占めていました。次いで、フード、猫砂、ペットシーツなどです。多くの飼い主さんは、周囲に気を配りながら飼っているなかで、「臭い」などの問題が挙がっていたので、3月31日から動物へのシャンプーをはじめたのです。当時、人も1週間や10日もお風呂に入れない状況でしたが……。

河崎 犬を洗っていて、非難の声はありましたか。

小野寺 やはりありました。そのため、目立たない場所を選んで行いま

した。水は地元の利府で確保して温めてもって行くような方法をとりました。

河崎　我々もシャンプーを最初思いついたんですが、実行には移せなかったんです。それは、「犬を洗って、俺らは洗えていないのに」と誰かがいうのではないかという懸念があったから、怖くて行動に出せなかったんですね。

丸山　やっとの思いで助かったのに、隠れて飼っている飼い主たちはいたたまれないよね。みんな自分の子どもや親を亡くしているから、「犬なんか連れて来て……」という人たちが居ても不思議はないですよね。その人にとって動物は家族なんだけどね。現場で本当の思いを直に声をきいたから何かをしようと思うんだよね。

小野寺　そうですよね。

河崎　小野寺先生のブログ（http://miyagi-vet.jugem.jp/）をみて、「あ〜、こういう活動ができるんだ」と思いました。

小野寺　私もマニュアルを全然みてませんでしたが、実際行っていることとはちがうなという印象はあります。正直いうと、シャンプーを開始できたのは、やや遅かったと思います。地元で水が用意できたころなので、震災2週間後ぐらいです。

河崎　でも早いですよ。我々、シャンプーをしたらどうかなと思いついたのはもっとあとでしたからね。

丸山　他ではこんなことをやっている。俺たちは何にもやってないと思った。

小野寺　でも、はじめはとても苦労しました。やはりフードも飼い主さんに個別に渡していたんですが、次にフードの小袋を箱にたくさん入れて設置させてもらった。でも、次の日避難所に行ったらそれがどこに行ってしまったのかわからないような扱いでした。なかなか理解されるのは難しかったですが、これは粘っていくしかないなと思った。もともと一緒に仕事していた役場の人たちもパニックになると、人が変わってしまう。帰っていないし、寝ていないだろうから。

丸山　殺気立ってしまうんだよね。

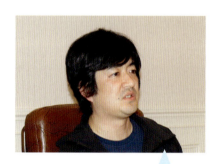

小野寺　獣医師会の腕章もみせられない。ちらっと見ると「医師会」と読めるので、「先生、こっちこっち」といわれて、「獣医」と名乗れないというときも正直ありました。「なんだ、獣医なの」といわれたことも何回もあります。だけど、それでも粘り強く進めていった。

最初は声をかけても、飼い主さんたちは怖がって目を合わせてくれない人も多かった。でも、何回か通っているうちに、獣医師として受け入れてくれたように思います。

 震災に対し必要なこと

小野寺　獣医師会からの指示はあまりありませんでした。でも、自分たちの地区は人数も少なかったこともあり、自分たちの考えですぐに行動に移せました。

丸山　いや本当に偉いよ。そういう姿を見て、「ああいうことができるんだな」というのが本当にわかった。

小野寺　先生方の物資搬入のトラックの手配は本当に助かりました。

丸山　いやいや、でも、それは、実際に動いたというよりも、人をたきつけたりしていただけだから（笑）。

安藤　いや、逆にいえば、宮城県獣医師会には、そういうたきつける人がいませんでした。個人では動けるけど、誰かが「やろうぜ」といって手を挙げる人がいなかった。それを本当は僕たちがやればよかったのかもしれない。

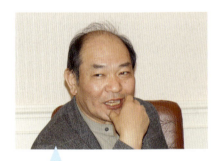

小野　現場に残された者は結局、自分たちの感性を信じて実行するしかなかったと思う。崇高な使命感があ

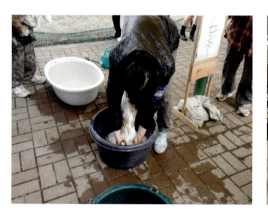

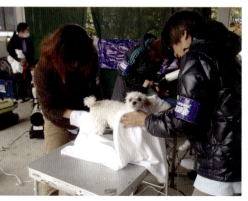

写真1　被災地でのシャンプー活動の様子

出典：ブログ・宮城の獣医たち〜震災で被害を受けた多くの動物達と飼い主様へ。宮城県獣医師会所属の獣医師による動物の災害救護活動報告

東日本大震災を経験した現地獣医師のあゆみ
「After3.11：現地獣医師の想い・苦闘・そしてこれから」座談会 in 仙台

ったとかいうと微妙にちがう、ニーズというか、止むに止まれずみたいな感覚だった。あとから徐々に結果がついてくるようなもの。そういう、なんか実感としてふと感じるようなものがある。

丸山 きっと、次にもし災害が来たときには、もっと効率的に色々できそうな感じがするよね。

小野 今ならマニュアルがなくてもやれそうだよね。

安藤 だからこそ、今、こういうマニュアルを僕たちはつくっておかなくちゃいけないと思います。

丸山 その通り。あと、こういう話し合いが全国の獣医師たちの役に立ってくれるとよいけど。

小野 マニュアルも10ページも20ページもあったら使えないと思わない？紙1枚でよい。

丸山 3行ぐらいにまとめてもらわないと読めないよね。

中尾 組織図のようなね。

安藤 結局みんな、自分の役割がわからなくて混乱したのですよね。

小野 立ち位置が失われていた。

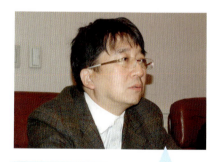

安藤 だから、よく組織を動かすためには「穴掘りと旗振り」というたとえをしますが、実際、旗を振るべき人が穴を掘りに行ったりして、結局組織が機能しなくなってしまった。動けた人はどうしても「穴掘り」に行きたくなるが、そういう人こそ現場の情報をみていたわけだから「旗振り」にも回るべきであったし、そういう人がいれば組織としてもう少し効率よく動けたと思う。わかっていながら穴を掘ってばかりいたことが一番悔しいところですね。

あと、私が所属する岩沼地区獣医師会では、毎年災害対策キャンプを行っているんです。災害が来ることはある程度想定しながら市役所の人たちもよんで、一緒にそのキャンプへ行っていた。それなのに、災害に対するマニュアルがつくれていなかった。自分たちでここまでやっていたのに、そこまで煮詰めることを怠っていた。しなかったんじゃなくて、怠っていたという言い方が合っているような気がします。

丸山 しかし、そのなかに、津波の想定はないでしょう。今回、みんな宮城県沖地震（1978年）のときのことを想定したと思う。負傷した動物に対して、食べ物、飲み物、光、場所さえなくなるということは想定外だった。だから、マニュアルにはやはり限界がどうしてもある。結果的に、動ける人が勝手に動くことしかできなかった。「無線機か何か買っておかなきゃいけないよ」といっていたのが、本当になった。

安藤 僕は、アマチュア無線の免許までとっていたんですよ。

丸山 でも、1人でとってもだめだから（笑）。

河崎 相手がいる（笑）。

安藤 だから、免許とっておしまいになってしまったわけです。

連携について

小野 今回、時間の経過とともに、他の団体や行政と連携がとれるようになったという実感がありました。たとえば毎日のように避難所を回っていたボランティア団体とは、相互の連絡ができなかったのですが、河崎先生は結構会ったりしていた？

河崎 うちの近くにあるボランティア団体さんとは、震災直後から一緒にやっていました。私の病院のすぐ近くに物資を集積する場所が設置されていたので、そこまで車で受け取りに行って、夜間に運んだり、避難所にもって行ったり、ある先生に頼んで気仙沼に送ったりしました。

安藤 非常に早かったのが日本財団[2]で、震災3日目ぐらいに入ってきて、すぐにフードを置いていきました。非常に早かったです。誰も来ないような段階で、それこそ獣医師会の理事たちが安否確認をする前に、もうすでに来ていました。

丸山 今思うと一番大事なのは、やはり、「災害対策本部を立ち上げました」と、まず手を挙げていわなくてはいけなかった。人医療のほうは、揺れている瞬間に、時計をみて、「はい、何時何分、災害対策本部立ち上げ」といってはじめている。

中尾 準備が足りないね。

丸山 立ち上がっていれば、そこに物資やあらゆる情報が集まって、きちんとした動きがとれるけど、私たちはそれがなかったから、結局、何をしてよいかわからず、いらない穴ばかり掘っていたような気がするよね。

小野 いらない穴はなかったと思うよ。

安藤 丸山先生もだいぶ足をのばして山元町のほうまで行かれましたよね。

丸山 そこで親戚が被災したんです。

安藤 仙台市では、避難所がどこにあるかというのは把握できていましたか。

中尾 私は避難所があるのを震災になってはじめて知ったんですよ。

丸山 日頃気にしてないけど、地域で決まっているんですよね。

中尾 うちのスタッフたちが、夜は余震が怖いし、食事も提供されるといわれて、避難所に避難した。「あ、

---
[2] 公益財団法人日本財団。所在地：東京都港区赤坂1-2-2

63

災害動物医療　〜動物を救うことが人命や環境を守る〜

そんなの近くにあるんだ」と思った。そこでスタッフに犬はいるのかときいたら、犬は一緒に避難していないといっていて、この辺りは大丈夫なのかなと思った。

丸山　有志の会議のとき、中尾先生が避難所のリストをもって来てくれたのですよね。

小野　2回目の有志の会議のころは、避難所の数や収容人数が、ネット上で公開されていた。

丸山　私も山元町の情報がネットに出ていたのをみて、避難所をリストアップして、地図にプロットして回っていた。

安藤　小野寺先生もよく役所に行ってましたよね。

小野寺　やはり、役所へ行かないと1日の組み立てが立たないのと、避難所が次々と統合でなくなってしまったりする。

安藤　ここの人はこの地域に逃げてくださいというのが基本的にありませんでした。どこでもよいから逃げなさいということです。だから、ある避難所には誰もいなかったりするので、行ってみないとわからない。最終的には役所に行けばわかると、役所で避難所を地図にプロットして、それから「ここを回りましょう」と行くような形でした。

河崎　あと、避難所を移動する人もいました。この避難所は犬に対して厳しく、近くの避難所は犬に比較的寛容なので、そちらに移ったとか。

安藤　避難所の所長が犬好きかどうかで決まったところがある。

丸山　避難所が学校の場合は、校長先生の力量だと思った。ある避難所では、動物たちを1つの部屋にきちんと、分け隔てなくまとめていた。段ボール箱で猫のケージをつくっていたり、手さげカバンのなかに入っていたりしていた。大きな犬を連れていた人などは、1ヵ月以上も経っているのに、避難所に連れて行ったらみんな怖がるからといって車のなかで犬と一緒にいて、1回も避難所で寝てないと威張っていたぐらいでした。でも、避難所で生活していないと、食料などの配給が受けられないので、食事は避難所で食べて、動物は車のなかという人も結構いました。

安藤　役所の駐車場は車でいっぱいでした。

丸山　やはり飼い主さんは引け目を感じながら過ごしていた。組織として私たちがきちんとしていれば、何かしてあげられたかなといつも思った。

安藤　仙台の先生方は、たとえば個人の病院で動物たちを預かったりはしていたんですか。

丸山　それぞれ預かっているところはあったと思う。

小野　仙台の場合、病院数がある程度多いので、各病院で何頭被災している動物を受け入れられるかを調査して、合計で百何十頭くらいになった。これなら同行避難している犬を抱え込めると思ったので、シェルター設立はしないことを決めました。

丸山　仙台市動物管理センター[3]では、結構最初のうちからずいぶん預かっていた。

中尾　管理センターはかなり預かっていた。

丸山　パンク寸前だったみたいです。

小野　収容をぎりぎりまでして70〜80頭いた。

丸山　当初はみんな海沿いにいて、泥だらけになったりしていた。そういう動物たちを飼い主さんたちは助けて避難所に逃げたんでしょう、きっと。

小野　仙台は比較的被災してなくて元気な病院が多かったうえ、キャパシティがあったから幸いだった。その他の宮城県の先生たちはキャパシティが多分少ないはずだから、大変だったと思う。

安藤　確かに病院自体が少ないですからね。

小野　一病院当たりにかかる負担は絶対大きいよね。

安藤　まず3月18日金曜に、宮城県獣医師会で災害本部の立ち上げを宣言したときいています。しかし、私がきいていなかっただけかもしれませんが、あとから理事から教えられました。それでも、みな個人で、自分たちの地域、たとえば岩沼地区、塩釜地区といった単位のなかで何かをしなければならなかった。宮城県は、真ん中に宮城県獣医師会とは別の仙台市獣医師会あるため、同じ獣医師会だが岩沼地区と塩釜地区が離れている形になる。連絡がとりにくいところもあり、仲のよい先生たちで連絡を取り合うぐらいしか方法がなかったので、結局連携がとれなかった点が悔しいところです。まして、仙台市獣医師会との連携は難しい部分がありました。

河崎　そういう垣根をとって何とか

---

3) 仙台市が運営、「狂犬病予防法」および「動物の愛護および管理に関する法律」に基づいた業務を行う部署。正式名称は健康福祉局保健衛生部動物管理センター。

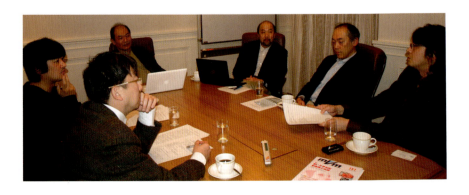

ならないのかと思いました。連絡をとっても、宮城県獣医師会の情報が入りにくくて、いくらかは情報が入ってきても、広がらなかった。

小野 でも、どうしたらよいかもわからない。情報交換は少しはできるけど、なかなか次へとつながらない。

安藤 そこで私は、仙台の先生方がどのようにされているのかをここにお集まりの先生方から直接話をきいたり、メーリングリストでみせていただいたりしていた。仙台の先生方が動いていることをみて、それを参考にさせてもらった感じでした。そこの部分がもっと密にできていれば変わっていたのかもしれないですね。

丸山 やはり日頃から獣医師会が異なるということで、近くに居るのに、出会うチャンスが少なかった。たまたま小野寺先生や安藤先生を知っていたので、電話して、今度物資を集めるから、一緒にやろうよという話ができた。何もないときから、会って話をしていればね。たとえば、動ける人間が仙台にもたくさんいたと思うので、海沿いの先生たちの周囲や避難所でも、個人や少ない人数であれほど負担を負わなくても、応援に行けたはずですよね。

小野 結局、小野寺先生からみたら、仙台市の人たちがどのぐらい余裕があるのか、まったくわからない。

小野寺 ええ、その通りです。

丸山 もっと連携がとれていたら、いろいろなことが楽にできていたはずだと思う。

小野 おそらく今ならできる。情報交換をたくさんして、色々な話もする間柄になって、これからまた一緒に色々やっていこうかという話ができるようになったから、今なら大丈夫と思えるけど、そこまでどれだけ時間がかかったか。もったいない。

丸山 私たちは個人の病院経営をしているわけだから、震災後に、時間が経過して、避難所を回って、治療をすることになると、地元の先生との兼ね合いや営業的な問題もあるように思う。フードは配布できるけど、薬を処方するとなると難しい。そこで、知り合いの先生なら電話をして確認できるけど、全然知らないと確認もとれない。日頃から親しければ、処置したことを簡単に伝えられたと思う。そうすれば、飼い主さんたちにとっては助かることなのに、避難所で自分の動物を周囲に遠慮しながら飼っていた人たちのために私たちは居るはずなのに、何にもできない、迷うことがかなりあった。

小野 それで、今回、このような話を発信しなければいけないと思ったわけです。結局、岩手県のことや福島県のことを本当にはよくわかっていないと思います。そういう横の連携が結局全然できずにいたわけです。それもずっと気に病んでいて、宮城県の仲間たちのことは少しずつわかってきたけれども、まだ残されていることがいっぱいあるのかなと、それさえわからない。福島は河又先生のような拠点となる先生がいてくれるおかげで、だいたいの状況はわかるけど、横の連携って重要だと思う。組織の垣根を越えて活動しないといけない。

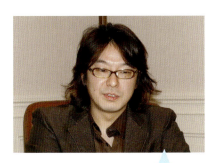

河崎 今まで阪神淡路大震災[4]もあったし、新潟県中越沖地震[5]もあった。その前例を我々はまったく人ごとにみていたわけですよね。そして、痛い目に遭っている。近々東海地方でもあり得るかもしれないという報道もあるので、誰もが人ごとと思わないで、もしかしたらおこるかもしれない、自分たちの身にも降りかかるかもしれないということをできるかぎり考えてほしい。今何か考えていることがあれば、早めに行動をおこしてほしいと思います。

中尾 そういうことを我々宮城県の獣医師は発信していくべきですよ。

⚠ 動物といっしょにいるということの意味

小野 何度も話題に出てきていることですが、同行避難している人がずっと動物と一緒にいることの意味、重さについて考えます。たとえば、どこかに移動するときに、離れて自分だけよいところに住もうと思う人はまずいなかった。動物と一緒にいるから頑張れるということをいっている人が多くて、それは色々な場面で色々な先生方が経験した大事なことだったなと思います。

丸山 人の心の支えが色々なところにあるけれど、こういうときには、やはり本質が出る。なので、動物を飼っている人たちは、僕が回っていた避難所では、テントを立てていた。テントは1つの空間をつくるよい点もあるが、夏は考えられないくらい暑いわけです。だけど、それでも動物といるほうが幸せで、伸び伸びとしている姿をみた。だから、私たちの使命は、動物たちの健康を守り、飼い主さんたちの側に立って行動するべきだというのを痛感しました。

小野寺 僕が行った七ヶ浜の避難所では、元は海の家をなさっていた方が避難所のムードメーカーになっていて、その方が飼っていたダックスフンドが震災間もなく子犬をたくさん産んだんです。一所懸命に世話を

---

[4] 1995年（平成7年）に発生した、兵庫県南部地震による大規模地震災害。阪神間および淡路島の一部で震度7を観測した。

[5] 2007年（平成19年）に発生した、新潟県中越地方沖を震源とするM6.8の地震。震度5弱以上を観測した。

災害動物医療　〜動物を救うことが人命や環境を守る〜

しているのをみんながみていて、往診に行くと周囲に小さい子どもたちがいっぱい集まってきました。津波で避難していた人たちにとっても、癒しになっているのですね。そのムードメーカーの方も、動物のことになると本当に、今まで明るく振る舞っていても、「先生、こうでこうで……」と不安な顔をされる。それでその人が今度また動物からパワーをもらって、またみんなのムードメイクをしているということを痛感しました。今回、その方が「獣医師がここまでやると思わなかった」といってくれて、ありがたいと思いました。それだけ日頃のイメージが悪かったのかな（笑）。

丸山　小野寺先生がブログに書いていたシャンプーの活動では、ぐじゃぐじゃの犬がきれいになっていくと、避難所の周りの人たちがみに来て、きれいになって気持ちよさそうにしている犬たちをみて、自分たちは風呂に入ってないのに、ニコニコしていましたよね。

小野寺　そうなんです。自衛隊の方たちもみに来たりしていました。実は仲間の先生たちのなかでも「周りへのイメージが悪いからシャンプーはやらないほうがよい」とアドバイスをしてくれた人もいたんです。だけど、「隠れてでもよいからやはりやらないと」といってやりはじめましたが、決して、実際私が感じたイメージは、悪くはなかったと思います。

丸山　まさか亡くなると思わないのに亡くなったり、そういう場面を考えられないぐらいそばでみている人たちが多かったから、日頃は思ってなくても、動物も人間も同じように大事なんだなというのを如実に感じるところがあったんでしょうね。

　だから、組織としてしっかりしていれば、もっと多くの人たちや動物たちにかかわれたりすることができたと思うと、やはり悔しい部分がある。もう少し組織的に動けたらよかった。私たちが行った避難所でもシャンプーで洗ってあげたかったな。

小野寺　極限状態になって、何が大事か考えたときに、やはり動物の大切さというものが大きかったと思う。みんな必死に自分の動物たちを守っていました。

河崎　家族ということですね。

丸山　自分の大事な家族だよね。自分の子どもがそこにいたら助けに行こうと思うのと同じだから、愛する対象だと本当に思います。

小野寺　みんな必死で守っていましたよ。

安藤　だから放浪犬なども、みんながしっかりと保護する。誰も殺したくない、もう死んでほしくないという、そういう意識が非常に強かったんだと思います。だから、避難所の人たちも、守れるものは何でも守ってくれた。文句をいう人たちも確かにいましたが、結構避難所の動物たちはみんな大切にされていました。だから、命はやはり大切に守っていかなくてはいけないものだと思う。

丸山　動物に愛情を注いでいる人たちが多いところもあるけど、「臭いからどこかへ連れて行け」という人もかなりいたことは事実です。人それぞれだとは思いますが、そういうときに、きちんとそこに獣医師がいれば、飼い主を指導することを含めて、もう少し何かできることがあると思う。

小野寺　飼い主からも、みんなにいってくれともいわれました。飼っていない人からは、「うるさいから何とかいってくれ」「臭いから何とかいってくれ」といわれた。

丸山　人が集まると仕方ないのだろうけどね。

　しかし、そのような状況下でも、同行避難した飼い主さんたちは必死に愛する対象として動物を守っていた。別に癒されたいなんか飼っている人は誰も思っていない。ただただもう好きなんですよ。愛したい。困ったときには一番大事なものにいきたいわけだからね。

小野　先生方の思いや経験を、何とか次に活かしていただけるように伝えていきたいと思っています。今日はありがとうございました。

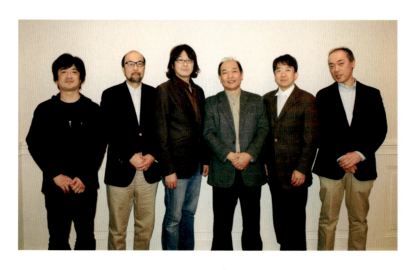

地方獣医師会の取り組み

「公益社団法人福岡県獣医師会 VMAT結成報告『地震空白地域からのメッセージ』」

※MVM144号（2013年11月発行）
「（公社）福岡県獣医師会 VMAT結成報告『地震空白地域からのメッセージ』」
掲載内容を一部更新して掲載

「群馬災害動物医療支援チーム（VMAT）の発足と活動について」

※MVM166号（2017年1月発行）
「第8回　群馬災害動物医療チーム（VMAT）の発足と活動について」
掲載内容を一部更新して掲載

「公益社団法人大阪府獣医師会における災害対策への取り組み」

※MVM160号（2016年3月発行）
「第7回　公益社団法人大阪府獣医師会における災害対策への取り組み」
掲載内容を一部更新して掲載

「Specialインタビュー　東京都の動物病院が考える災害時に対する心構えとその実践」

※MVM152号（2015年1月発行）
「Specialインタビュー　東京都の動物病院が考える災害時に対する心構えとその実践」
掲載内容を一部更新して掲載

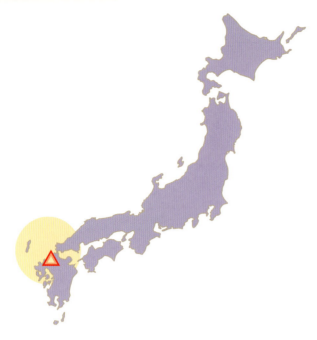

公益社団法人福岡県獣医師会
VMAT 結成報告
「地震空白地域からのメッセージ」

船津敏弘
Toshihiro Funatsu
公益社団法人福岡県獣医師会・災害時動物救護対策委員会／
動物環境科学研究所

⚠ はじめに

　2011年3月11日に発生した東日本大震災は、人的被害はもとより、動物たちにも多くの苦難をもたらした（写真1）。このような状況のなかで、福岡県獣医師会では様々な角度より福岡でおこり得る災害について分析し、その災害のなかでどのようにして動物たちの救護活動を行うかを検討してガイドラインとしてまとめた（図1）。このガイドラインは災害時における動物救護の方向性を示すために作成したもので、決して具体的な技術について解説しているわけではない。なぜなら甚大な災害が発生した場合には、それぞれの場所や状況に応じた柔軟な対応が必要だからである。画一的な対処の指標では想定を越えた災害に対しては何の役にも立たないことは、今回の東日本大震災でも明白となった。そこで、福岡県獣医師会ではあえて動物救護の方向性を明確にするに留めたガイドラインを作成した。これは現時点では明らかに不十分であるが、動物救護において獣医師会はどのように動けばよいのかを明白にすることこそ、災害時における動物救護に力を発揮することができると考えたからである。

　そして、そのガイドラインに沿って、2013年度には災害派遣獣医療チーム（VMAT）が結成され、22名の隊員が組織された。さらに、2013年度は動物看護師などを対象としたVMAT隊員の養成も開始し、被災動物を受け入れることができる災害時協力動物病院の設置も目指している。

　今回は福岡県獣医師会において、どのようにして災害時動物救護体制がはじまったのかをVMATを中心に紹介したいと思う。

⚠ 福島における活動

　筆者は2011年7月16日と17日の2日間、福島警戒区域動物救援獣医師チーム（VAFFA311）の一員として、原発から20km圏内に取り残された動物の救援プロジェクトに参加した（図2）。人間がいなくなって4ヵ月が過ぎた街を飼い主からの捜索願いを手に、犬や猫の姿を探して警戒区域内を歩き回った（写真2）。2日で50頭の犬猫を保護したが、いくつもの白骨化した遺

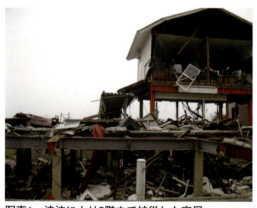

写真1　津波により3階まで被災した家屋

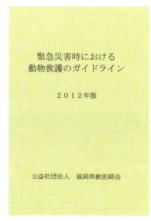

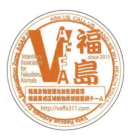

図1　緊急災害時における
動物救護のガイドライン2012

http://www.e-fukujyu.com/pdf/
ippan/2012/0831.pdf

図2　福島警戒区域動物
救援獣医師チーム
（VAFFA311）

体をみると、救護活動の遅れを痛感した。さらにその後、福島にある2つのシェルターにもボランティアとして参加したが、あふれるほど多くの動物たちを1ヵ所で飼育する困難さを体験するとともにボランティアたちの熱意を知った。

いっぽう、福岡は2005年（平成17年）3月20日に発生した最大震度6弱の福岡西方沖地震に見舞われるまで長い間地震空白地域とされていた。そのために地震などの災害に対する準備は十分とはいえず、まして動物の保護については福岡県防災計画においても記載はみられなかった。筆者は福岡の状況について強く不安を感じたので、福島の経験をもとにVMATなどの災害時動物救護対策の重要性を理事会で訴え、それを契機として福岡県における動物救護対策がスタートした。

VMATとは

VMAT（Veterinary Medical Assistance Team：災害派遣獣医療チーム）とは獣医師、動物看護師、動物トレーナー、トリマーなど1チーム4〜5名で構成され、大規模災害や多くの傷病動物が発生した事故などの現場に、急性期（おおむね48時間以内）に活動できる機動性をもった、専門的な訓練を受けた獣医療チームのことである（図3）。VMATはアメリカなどにはあるが、日本では福岡県が最初に設置したものである。

VMATは激甚災害時において人命救助を妨げない範囲で、初期の動物の保護・救出にあたるとともに、災害状況の情報収集を行う。また、避難所やシェルターの設置に協力し、動物の健康管理および人間と動物の関係を円滑にすることを主な任務とする（図4）。

VMATはあくまでも災害発生時において行政が十分に機能することができない発災から48時間以内をカバーするための動物救護チームであり、人的支援が落ち着いた48時間以降は従来通り動物救護の主体は行政に移管され、VMATはその指揮下に入ることとなる。

これまでの動物救護体制は、災害が発生してから対策本部を立ち上げ、救護班を編成し、各方面との調整を行ったあとにはじめて活動することができるものであった。しかし、東日本大震災の際には行政機関は人命救助を中心とした人間の救護に翻弄され、動物の救護については長い間一時停止状態であった。そのために福島はもとより多くの被災地では、初期における動物の救護が遅れ、そのことが後の多くの悲劇の一因となった。

このことを反省し、福岡県における動物救護体制は、災害が発生してから48時間以内の動物救護を最重要課題として検討を重ね、VMATを中心とした初期活動を自主的に行うことができる実行部隊を平時より組織

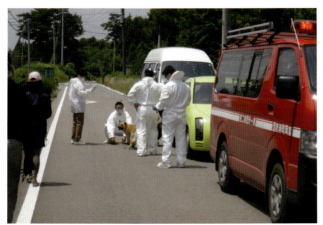

写真2　地元消防団の協力によって保護された犬。その後に放射線量を測定されシェルターに移送された

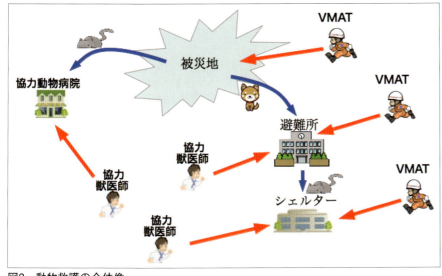

図3　動物救護の全体像

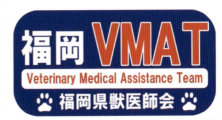

VMATロゴ。隊員にはロゴの入った制服と制帽が支給される

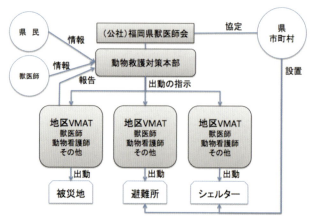

図4　VMATによる被災動物救護体制

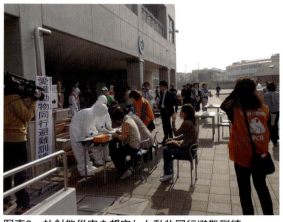

写真3　放射能災害を想定した動物同行避難訓練

し、そのトレーニングを行うとともに、通常の動物病院を緊急時の臨時シェルターとして活用する協力動物病院、そしてVMATを支える協力獣医師および協力動物看護師などをあらかじめ登録し、準備しておくことで即応体制を強化した（**写真3**）。さらに、県や市町村との事前協定を締結し、関係機関との連携を進めている。

動物救護対策作成手順

福岡県獣医師会の災害時動物救護対策作成までの流れを簡単に以下に示す。

理事会提案：2011年10月の理事会において対策を提案。

委員会設置：2011年11月、行政1名、小動物5名、大動物1名（小動物兼任）、公衆衛生1名、産業動物1名の8名で災害時動物救護対策委員会を組織し、6回にわたる会議の結果ガイドラインを作成した。

ガイドライン作成：ほとんどの委員が災害に直接遭遇した経験がないので、シェルターの作業内容などの具体策を決めるのは難しいと判断し、まず災害時における動物救護の憲法ともいうべき基本的な方向性を明示するガイドラインを作成することにした。具体的なマニュアルについては実際のトレーニングをしながらつくり上げる予定である。

VMAT認定講習会：作成したガイドラインに従い、VMATの認定講習会を2回実施した（**表1**）。この講習会は机上のセミナーだけでなく実技を重視するために、初回は消防局の指導のもと救命講習を行い、2回目は救命士会の指導のもとシミュレーション実習を取り入れた。いずれの実習も参加者にはとても好評であった（**写真4、5**）。

VMAT任命：2013年度は22名のVMAT隊員を任命し、総会において任命式を行った。

継続教育：2013年度は公開セミナーを行い、VMAT隊員はもとより獣医師会会員および県民の意識の向上を図った。

表1　VMAT認定講習会

第一回　VMAT認定講習会（2012年11月25日）	第二回　VMAT認定講習会（2013年3月20日）
1.　災害概論	1.　被災地での活動
2.　VMATの運用	2.　動物の救急処置
3.　災害シミュレーション	3.　後方支援
4.　平常時の準備対応	4.　シェルター作業と管理
5.　実習：救命講習	5.　実習「防災の現状と課題」
協力：福岡市消防局	協力：防災士協会

公益社団法人福岡県獣医師会 VMAT 結成報告「地震空白地域からのメッセージ」

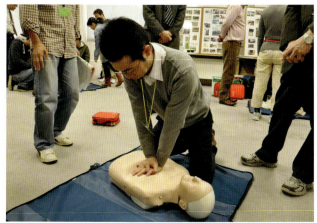
写真4　救命講習

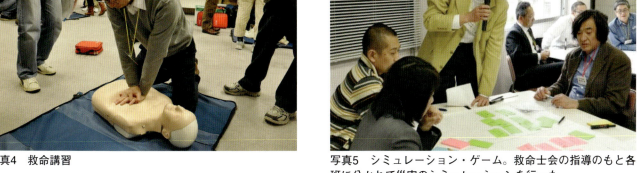
写真5　シミュレーション・ゲーム。救命士会の指導のもと各班に分かれて災害のシミュレーションを行った

獣医師会事業としての災害時動物救護

　獣医師会の運営、とくに公益化を推進している獣医師会においては、公益社団法人である以上、過剰繁殖問題対策、学校飼育動物対策などと並んで災害時における動物救護対策事業を取り入れることが、獣医師会の社会貢献度を大きく上げることにつながることを認識すべきだと思われる。東日本大震災から7年経過しようとする現時点において、もしいまだに効果的な動物救護体制を整備していない獣医師会があるとすれば、それは社会に対する貢献度が低いということに留まらず、社会の要望を組み入れ、正しい方向に導くという専門家集団としての獣医師会の社会的責任を問われる事態もおこり得るのである。

　また、近年は獣医師の獣医師会離れに悩んでいるところも多い。その原因の1つに若い獣医師にとって魅力を感じる事業が少ないということが挙げられる。これからは個人でできることは個人に任せ、団体として活動できる事業を増やすことが、獣医師会の魅力を引き上げ、それによって会員の意識が向上し、結果的に新規会員の増加に結びつくのではないだろうか。

　様々な職種と年齢、性別の集合体である獣医師会のなかには、狂犬病事業に使命感を持つものもいる、子どもが好きなものもいる、学術が好きなものもいる、そうして災害時のような緊急時に能力を発揮するものもいる。そのような様々な方向性をもつ会員に対し、その力を存分に発揮できる「活動の場」を提供することが現在の獣医師会に求められているのではないだろうか。

　獣医師会が社会に役立ち、獣医師全体の地位の向上を図り、本当の公益団体となるためにも、早期の災害時動物救護対策の充実を願ってやまない。

　さらに災害は全国どこにでも発生し得るものである。その意味でも各地方獣医師会同士の連携を深めなくてはならない。そのためには1日も早く日本獣医師会内に見本となるような実行部隊の設置が急務であると筆者は考えている。

おわりに

　この紙面をお借りして東日本大震災とその後の、多くの災害で亡くなった方々とご遺族に深く哀悼の意を表します。

　また、被災した人と動物たちの復興を心よりお祈り申し上げます。本稿以来、群馬県、大阪府とVMATチームが創設され、徐々にVMATが全国に広がりつつあることはまことに喜ばしいことです。もちろん災害は起こってほしくはありませんが、人も動物も災害に対する備えをすることは、日本に住むものとして避けては通れない課題だと思います。

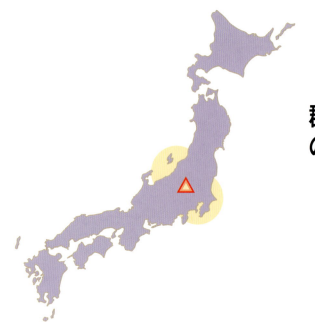

群馬災害動物医療支援チーム（VMAT）の発足と活動について

小此木正樹
Masaki Okonogi
群馬県獣医師会
VMAT委員会委員長／
小此木動物病院

はじめに

　群馬県獣医師会動物救護委員会は、東日本大震災支援を経験した。その当時から思い描いていたことは、日本獣医師会主導の共通認識・情報共有等、一元管理された支援活動であった。被災者・被災動物・被災獣医師会員に対する支援には何が必要か、そのためには何を準備しておけばよいか。その答えの1つであろうVMATチーム結成の経緯について紹介させていただく。

災害動物医療研究会入会

　筆者は、今後の災害時獣医療支援体制確立のための情報取集を目的に、日本獣医生命科学大学の羽山伸一教授が開催していた災害動物医療研究会に、第2回研究集会から参加した。表1に各研究集会内容について簡単に紹介する。

　日米の大学・行政・臨床獣医師等、多方面にわたる災害時獣医療支援に対する貴重な講演を拝聴し、大変勉強になり、多くの知識を得ることができた。

認定VMAT研修会　群馬講習会

　災害動物医療研究会による第9回までの研究集会講演後、群馬県にて開催された第1回認定VMAT講習会（災害動物医療研究会主催・群馬県獣医師会共催・日本獣医師会後援）について紹介する。

　2015年12月5日（土）〜6日（日）の2日間にわたり、群馬県高崎市において第1回認定VMAT講習会が開催された。

　1日目は講義のみ、2日目は午前の講義に続き、午後はワークショップ形式のシミュレーション実習を行った。参加者の半数以上が共催団体である群馬県獣医師会会員であった。本講習会には、VMATの先行地である福岡県からも複数名の参加があった。1日目の講義終了後に開かれた情報交換会には、参加者の7割が出席し、各地からの参加者による活発な情報交換が行われた。

　本講習会の講義の内容は、群管理の考え方やシェルターメディスン、アニマルウェルフェアに基づいた苦痛を少なくするための管理、One Healthの視点からの公衆衛生や動物救護活動についてなどであった。本内容は小動物臨床の獣医師には普段あまり接することのない分野であるが、参加者は熱心に聴講していた。

　シミュレーション実習では、刻々と新たな状況が想定された。また突然のマスコミ取材や、熱心すぎるボランティア、動物アレルギーに悩む市民などのハプニングにも冷静に対応することを求められた。実習終了後のディスカッションでは、群馬県内の実在の施設の運用についての問題などが提起され、行政職獣医師も含めた活発な議論が交されていた。

　実習終了後には、認定修了証が参加者に授与された。

1）講習会開催趣旨

　災害動物医療研究会では、獣医師会・大学・行政・各種ボランティア団体などと連携し、様々な災害時に必要な動物医療支援活動について研究している。また、これらの研究成果をもとに、これまで（2013〜2015年）に9回の研究集会や講習会を開催してきた。今後想定される大規模災害に備えるため、日本でもVMATの人材育成と組織化が求められており、当研究会では各地でVMAT講習会を開催することとした。今回はは

群馬災害動物医療支援チーム (VMAT) の発足と活動について

表1 災害動物医療研究会開催一覧

第1回研究集会 2013年10月1日	＊動物医療支援シミュレーターの開発状況について、羽山教授による講演 ＊災害動物医療とアメリカVMATの活動について田中亜紀先生（カリフォルニア大学獣医学部）による講演
第2回研究集会 2013年12月17日	＊「三鷹市における動物の被害予測と被災動物対策」藤本順介先生（東京都獣医師会）による講演 ＊「東日本大震災における動物医療支援の疫学的検証手法について」田中亜紀先生による講演
第3回研究集会 （講演2題） 2014年3月16日	＊東日本大震災における動物医療活動と課題について、河又 淳先生（福島県動物救護本部、現福島県獣医師会副会長）による講演 ＊大規模災害における医療体制と平時における人材育成について、布施 明先生（日本医科大学高度救命救急センター）の講演
第4回研究集会 （研究会正式設立記念講演） 2014年7月27日	＊アメリカにおける災害獣医学について、Dr.Philip Kass（カリフォルニア大学獣医学部）による講演
第5回研究集会 （第1回獣医生命科学会災害動物医療シンポジウムとして開催、共催：災害動物医療研究会） 2014年11月9日	＊当研究会実施予定のJST（国立研究開発法人科学技術振興機構）プロジェクト「災害時動物マネジメント体制の確立による人と動物が共存できる地域の創造」について、羽山教授の説明 ＊「災害救助犬の活動と動物医療の必要性について～広島土砂災害を例に」岡 武氏（認定NPO法人日本レスキュー協会理事）による講演
第6回研究集会 （講演2題） 2014年12月6日	＊「中越地震の経験を踏まえた行政としての災害時動物マネジメント」遠山 潤先生（新潟県動物愛護センター・副参事）による講演 ＊「東京都の動物に関連した防災対策」永淵恒幸先生（東京都福祉保健局健康安全部環境保健衛生課動物管理係）による講演
第7回研究集会 （福岡国際会議場） 2015年3月21日	＊市民公開講座「大災害　家族とペットを守るために―被災地の現状から学びそして備える―」平井潤子先生（東京都獣医師会）による講演 ＊福岡VMATについて、船津敏弘先生（福岡県獣医師会理事、現動物環境科学研究所長IESA）による講演 ＊アメリカにおける動物救護活動について、田中亜紀先生（日本獣医生命科学大学）による講演 ＊避難所の開設・運営訓練―実習―について、黒田清利先生（日本防災士会福岡県支部）による講演・実習
第8回研究集会 2015年6月28日	＊ワークショップ「災害時動物医療体制に必要な人材育成のためのカリキュラムをつくる」現状の体制における課題の抽出。その後、課題を整理して優先度の高い課題を解決するために必要な改善策や対策およびそれらの実効性を上げるための人材像を検討し、人材育成に必要なカリキュラムの作成を目標として実施
「獣医師による災害対策および対応」セミナー　災害動物医療研究会・関東地区獣医師会連合会・公益社団東京都獣医師会　共催 2015年7月25日	＊「伴侶動物に対する緊急時応答と獣医学」「緊急災害時における伴侶動物の救護活動―シェルター設計や移送―」Dr.John Madigan（カリフォルニア大学獣医学部）による講演 ＊「災害シェルターにおけるバイオセキュリティ・ズーノーシス・疾患伝播予防」Dr.Patricia Andrade（カリフォルニア大学獣医学部）による講演 ＊机上演習「東京直下地震」を想定した対策および応答

（災害動物医療研究会資料より）

じめての試みであるため、講習の対象者を獣医師限定とするが、今後は逐次対象を広げ、またVMATコーディネーター（上級者向け）講習も実施する予定である（2015年時点）。

※なお、本講習会は、国立研究開発法人科学技術振興機構「コミュニティがつなぐ安全・安心な都市・地域の創造」研究開発プロジェクトの一環として開催される。

2）講習会内容
第1回　認定VMAT講習会
第1回の講習会の概要は以下の通りである。

日時：2015年12月5日（土）13:00～6日（日）17:00
場所：高崎市中央公民館
参加資格：獣医師であり、全日程を受講可能な方
定員：40名
参加費：災害動物医療研究会会員 無料
　　　　群馬県獣医師会会員 無料
　　　　その他 5,000円
主催：災害動物医療研究会
後援：群馬県獣医師会
○プログラム（図1）

73

災害動物医療　～動物を救うことが人命や環境を守る～

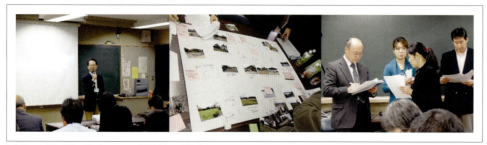

写真1　第1回　認定VMAT講習会の様子
（災害動物医療研究会資料より）

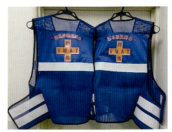

写真2　VMAT隊員用ベスト

```
12月5日（土）
12:30～          受付開始
13:00～13:10    オリエンテーション
13:10～14:00    災害獣医学概論
14:10～14:40    災害時における産業動物の危機管理体制
14:50～15:40    災害時における動物行動学
15:50～16:40    災害時における動物福祉
16:50～17:40    災害時における救急医療
18:30～（予定）懇親会（高崎駅周辺）
                希望者のみ、事前申し込み制
12月6日（日）
9:00～9:40      ICS/リスクコミュニケーション
9:40～10:20     シェルターメディスン
10:30～12:30    公衆衛生
12:30～13:00    昼食
13:00～16:00    シミュレーション実習
16:15～         修了式
```

本講習会の全プログラムを修了された方には認定証が授与された。

⚠ 認定VMAT研修会　群馬講習会

2015年12月5～6日の2日間にわたる第1回認定VMAT講習会を、群馬県獣医師会会員22名が受講し、修了書を授与された。その会員22名を対象に、2016年3月27日に群馬VMAT結成式（一般会員・県内勤務動物看護師もオープン参加）を開催した（写真1）。当日は登録隊員・一般会員・県内勤務動物看護師40名以上の参加があった。

1）結成式・講習会内容

群馬VMAT結成式および結成式に先だって行われた講習会の内容を以下に紹介する。

```
2016年3月27日（日）
群馬県獣医師会館2階講義室
13:30   福岡県獣医師会　福岡VMATの活動について
        東京直下地震を見据えた県内獣医療支援シミュ
        レーション実習／船津敏弘先生（福岡県獣医師会）
15:15   伊勢崎市民病院DMAT広域訓練見学の機会を得
        て／VMAT委員長、アドバイザー：片山和久先生（伊
        勢崎市民病院外科診療部長・群馬統括DMAT）
15:45   群馬VMAT組織体制ついて（東部・中部・西部
        の3チームに振り分け）、群馬VMAT登録認定・発
        足式（隊員用ベスト配布、写真2）
16:00   終了
```

VMAT先進県である福岡VMATの船津先生には、VMATの活動についての講義と、東京直下地震を想定しての獣医療支援シミュレーション実習を指導していただいた（図1）。今まで抽象的な言葉であった「東京直下地震」がより現実味を感じさせられる実習となった。何十万と思われる被災避難者のうち相当数は都内から近隣県へ避難するであろう。単純計算でも数千から最悪数万におよぶ同行避難動物が群馬県へと避難してくることを想定し、収容場所・収容設備・人員・フード等、飼育管理用品の確保ならびに群馬県からさらに近隣県への移送等、参加者全員が真剣に危機感をもった実習となった。

伊勢崎市民病院DMAT広域訓練見学については同病院の片山先生のご厚意により、県内DMAT拠点病院合同参加の広域訓練を見学する機会を得た。結成式ではその様子を紹介した。患者到着直後のトリアージセンターでの対応から、レッド・イエロー・グリーン各部署での対応処置まで、すべての参加スタッフの真剣さに圧倒された。シミュレーション訓練は問題点を見出すことに意味があるということが理解できた経験

	fase0 発生直後	fase1 超急性期	fase2 急性期	fase3 亜急性期	fase4 慢性期	fase5 中長期
全体概要	発災〜6時間	72時間	1週間程度まで	1週間から1ヵ月	3ヵ月程度まで	3ヵ月程度以降
獣医療ニーズ	◀救命救急	重度外傷治療		外傷治療・慢性疾患	感染症・ストレス疾患	公衆衛生▶
必要な獣医療支援活動	◀自立獣医療支援▶	◀県獣直轄VMAT支援		◀県動物救護本部管轄VMAT活動：避難所・シェルター支援		
情報収集	◀獣医師安否確認		◀避難所情報収集			

図1　災害獣医療活動のフェーズ区分と必要な活動

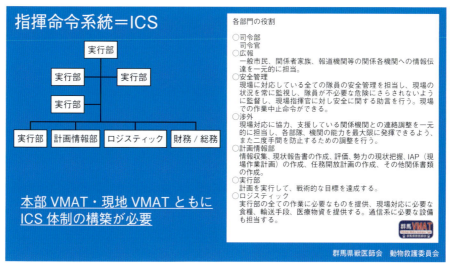

図2　指揮命令系統（ICS）

であった。患者役のムラージュと役づくりも迫力があり、トリアージセンターの若い医師も本当に混乱するほどであった。今後のVMATシミュレーション実習について大変参考になった。

2）隊員登録

群馬県獣医師会木村会長を司令とし、計22名の隊員登録を完了した。運用規定では各地区単位で1チーム体制となっているが、現状では隊員数を考慮し、行政チーム・東部・中部・各1チーム西部2チーム構成としている。組織体制としてはまだまだ未完成状況であるが、今後、毎年講習等を開催し、隊員登録数の増員を予定している（図2）。

3）運用の基本方針概要

VMATは行政との事前協定に基づき協力することを原則とし、群馬県獣医師会会長の要請により出動・待機する。群馬県内の支部ごとに1チーム以上の体制を組織し、災害時には人命救助を妨げない範囲で、初期の動物の保護・救出にあたるとともに、災害状況の情報収集を行う。また、避難所やシェルターにおける動物の健康管理および人間と動物の関係を円滑にすることを主な任務とする。

熊本地震　派遣活動について

1）日本獣医師会　熊本地震現地調査派遣チーム

2016年4月14日の熊本地震発生を受け、4月18日の日本獣医師会熊本地震対策会議で、現地調査チーム4名の派遣が決定された。会議メンバーの群馬県獣医師会会長から群馬VMATへの派遣指令により、その一員として群馬県からは筆者1名が4月19日夜に福岡県に入り、翌20日に熊本県に現地入りした。

＊調査メンバー：4名
　日本獣医師会（事務局主任）1名
　東京都獣医師会（事務局）1名
　群馬県獣医師会（群馬VMAT）1名
　東京都獣医師会理事（臨床獣医師）1名

2）行程

熊本地震での群馬VMATの一員としての筆者の活動内容について、以下に概要を紹介する。

災害動物医療　〜動物を救うことが人命や環境を守る〜

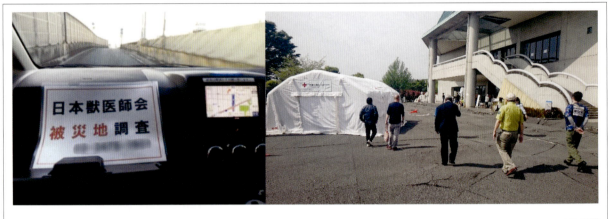

写真3　熊本地震　派遣活動の際の現地の様子
左上：移動中の車内、右上：被災地視察の様子、左下：寄せられた援助物資、中下：被災地の様子、右下：車中での避難の様子。飼い主とともに犬や猫たちも車内に

4月19日（火）東京発　福岡入り
　　船津先生（福岡県獣医師会VMAT）と現地状況等情報交換
4月20日（水）福岡発　熊本入り
　9:30　　　熊本県獣医師会訪問
　10:00〜　熊本県獣医師会・熊本県・環境省・調査団との打ち合わせ、現地救援本部の立ち上げについて提案と課題討議・支援医薬品の配送先と保管場所の検討
　14:00〜　益城町視察（総合体育館・グランメッセ等）
　17:30　　熊本県獣医師会帰着1日目調査終了
4月21日（木）8:00　調査開始（写真3）
　9:00〜　施設訪問
　　　　　熊本市動物愛護センター訪問
　　　　　熊本市動植物園訪問
　　　　　被災会員訪問
　　　　　熊本市内・益城町5会員病院の状況を調査
　18:30　　調査終了
4月22日（金）
　9:00　　　環境省担当官と打合せ（熊本県合同庁舎地方環境事務所）
　11:30　　熊本県獣医師会調査終了挨拶後、熊本発
　16:50　　福岡発
　18:50　　羽田にて解散

⚠ 群馬VMATの方向性と今後の展開

　結成式・隊員登録は完了したが　組織的にはまだまだ未完成で運用自体についても不安材料が山積している。毎年、隊員数およびスキルアップのため講習会・シミュレーション実習等、災害時に有効な活動ができるようブラッシュアップが必要なことはいうまでもない（**写真4**）。とくに行政との協定締結に付随した費用弁償・身分保障は必ず実現させていきたいと考えている。そのためにもVMAT組織の充実・実効性を図らなければならない。

　群馬VMATが目指すのは、災害発生時の急性期から復興期までを支援する動物救護支援体制チームである。飼育者が災害時、社会的精神的に混乱しているなかでも安心して獣医療支援・飼育支援を依頼できる対象となり得る組織体制の確立である。獣医師サイドとしては、災害時の獣医療ならびに飼育管理支援体制の情報共有が重要であると考える。そのために共通言語による指揮命令系統を理解し、災害現場でのカウンターパートとの連携も可能なチーム体制を目標としている。

　獣医学の大きな目的とは、動物診療を通して、人の財産、健康、安全を守ることである。つまり、VMATの役割は家畜という財産を守り、人のかけがいのない伴侶としてのペットの救護を通して、人の精神的な安

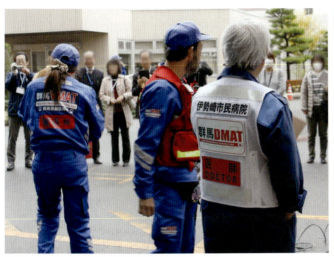 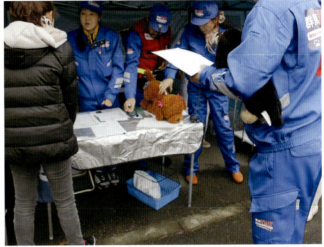

写真4　DMATと群馬VMATが協働訓練に参加した伊勢崎市民病院の災害医療活動訓練の様子（2016年11月19日）

定を支えることである。また動物媒介性人獣共通疾患の感染源となる動物側のコントロール、災害時の動物の収容（時間経過とともに被災地の動物をコントロールができないと、感染症蔓延の温床になり得る）などが考えられる。

さらなる将来、DMAT等、人医療支援体制との連携・協働も視野に入れた体制づくりも考えている。人の医療として人命優先の活動を行うDMAT・AMAT・JMAT等と、VMATには差異はあるかと思われる。しかしながら、災害現場での救助犬の負傷や、ペットと離れることができず病院に行かない人、被災現場で避難せずペットを探し続ける人、被災という異常な状況下で、次々とおこる2次災害への対応を含め、VMATの業務遂行は人の福祉と安全が大前提である。このような職域において、既成概念を越えたDMATの円滑な業務遂行のサポートも、獣医師は行う必要があると考えている。

我々は、東日本大震災という世界的にも未曾有の災害を経験した。今この時代に生きる人間として、獣医師という国家資格をもつ人間として、災害時獣医療支援体制を確立させるべく努力し、次世代の獣医師へ引き継ぐ…それが今を生きる獣医師としての責務と強く感じている。そして日本獣医師会を中心とした各地方獣医師会間の、災害獣医療支援に対する共通認識・情報共有体制の早期一体化の確立を願っている。

謝辞

災害獣医療支援について、多大な情報提供と認定VMAT講習会群馬開催にご指導いただいた災害動物医療研究会代表幹事の羽山伸一教授、研究会幹事の先生方、ならびに群馬VMAT結成にあたり資料提供・ご指導ご講演いただいた船津敏弘先生、熊本地震調査派遣チーム参加という大変貴重な機会を与えていただいた日本獣医師会に深く感謝申し上げる。また群馬VMAT結成に対しご理解ご協力いただいた、群馬県獣医師会会員の先生方に厚く御礼申し上げる。

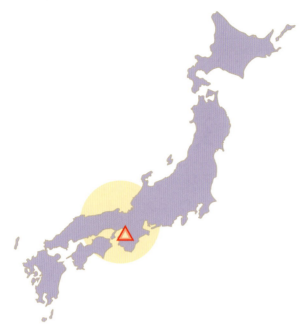

公益社団法人
大阪府獣医師会における
災害対策への取り組み

佐伯 潤
Jun Saeki
公益社団法人大阪府獣医師会会長／
くずのは動物病院

▲ はじめに

　公益社団法人大阪府獣医師会では、自然災害に対して組織的な動物救護活動を行った経験はないが、過去に経験した多頭数の犬の救護事例を経験として、災害対策に取り組んでいる。本章では、2006～2007年に257頭が関係した犬ブルセラ病集団感染事件、2012～2013年に動物虐待事件で警察が161頭の犬を押収した事件への大阪府獣医師会の対応について紹介し、これらの事件への対応と自然災害における対応との共通点や相違点について、災害獣医学という視点から考察してみたい。

▲ 犬ブルセラ病集団感染事件への対応

1）犬ブルセラ病について

　Brucella canis（以下、*B. canis*）による人と動物の共通感染症である。ブルセラ属菌は、グラム陰性、偏性好気性短小桿菌である。細胞内寄生性であることから、治療には長期にわたる抗菌薬の投与が必要で、再発する可能性も高いとされている。*B. canis*の犬における症状は、雌犬での流産・死産、雄犬での精巣上体炎の他、ぶどう膜炎や椎間板脊椎炎を引き起こすこともある。死産胎子や分泌物や乳汁、雄犬の尿や精液中に菌が排泄され、これらとの接触やフードや水への混入による感染の他、エアロゾルの吸入や交尾によって感染する。*B. canis*の人への感染は、流産・死産時の汚物や死亡胎子との接触やエアロゾルの吸入、感染雄犬の尿や精液との接触による。人には感染しにくく、感染しても発症しないことも多い。発症しても微熱や倦怠感、筋肉痛等の風邪様の症状で、感染に気が付かないことも多いとされる。稀に発熱や肝臓や脾臓の腫大、肝機能障害、関節炎などの症状が認められる場合がある。ブルセラ属菌は、感染症の予防および感染症の患者に対する医療に関する法律（感染症法）で四類感染症に指定されており、診断をした医師に届け出義務が課せられている。また、国民の生命および健康に影響を与える恐れがある病原体等として三種病原体等に指定され、所持や取り扱い、運搬について規制されている。菌の取り扱いに際しては、バイオセーフティレベル分類（レベル1～4）のレベル3施設が必要で、封じ込め実験室としての設備が求められている。

2）事件の概要
発生初期

　2006年12月、257頭を飼育する繁殖業者が経営危機に陥り、飼養が困難となり、さらに犬ブルセラ病に感染している犬がいることが判明した。すでに指導に入っていた大阪府による検査で、118頭の犬が犬ブルセラ病に感染していることが判明し、新聞やテレビで大きく報道された。2007年1月に大阪府から社団法人大阪府獣医師会（現 公益社団法人 大阪府獣医師会）と社団法人 大阪市獣医師会（現 公益社団法人 大阪市獣医師会）に協力要請があり、大阪府やその他関係団体等とともに「大阪府ブルセラ感染犬等救援本部」（以下、救援本部）を設置し、感染拡大防止、犬の健康管理、陰性犬の譲渡に取り組むこととなった。救援本部では、緊急災害時動物救援本部（現 一般財団法人全国緊急災害時動物救援本部）からフードやケージの支援の他、支援金の提供も受け、一般からの寄付金、企業からのフードの提供等も受けて、救援活動を実施し

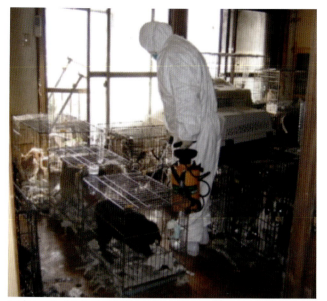
写真1　犬ブルセラ病事件：当該施設内の様子

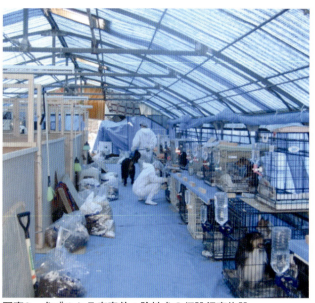
写真2　犬ブルセラ病事件：陰性犬の仮設飼育施設

た。感染拡大防止の観点から陽性犬を移動させることができず、当初は電気・水道の止まったままの繁殖業者の施設で行政と近隣の獣医師会会員獣医師、ボランティアによる飼養管理と健康管理および治療を行った（写真1）。犬ブルセラ病陽性犬は、施設内で隔離し、陰性犬に対しては複数回検査を実施した。感染拡大防止のため、全頭に抗菌薬の投与を行った。経過中、陰性犬のなかから陽性と判定される犬もいた。

　2007年2月に救援本部の方針として陽性犬の安楽死処置と陰性犬の譲渡が決定したが、陽性犬の安楽死処置に対しては動物愛護団体等からの激しい抗議を受けた。その後の救援本部の活動は、犬の所有権を巡る混乱や陽性犬の安楽死処置への激しい抗議活動等で困難な状況となり、大阪府獣医師会においても、多数の犬が関係するはじめての事態でもあり、行政との軋轢や、人獣共通感染症である点、激しい抗議活動が展開されていることなどから組織的活動ができず、現地の会員獣医師による対応のみとなり、活動した会員獣医師も抗議活動の対象となってしまう事態となった。2007年3月、犬の所有権が大阪府にあるという司法判断を受けて事態は動くこととなった。

譲渡へ向けて

　2007年3月、救援本部本部長より、大阪府獣医師会会長宛に文書による正式な協力要請があった。陰性犬の譲渡に向けて仮設飼育施設を準備し、移すこととなった。仮設施設は大阪府の農業研究施設で、ビニールハウス等を活用し、陰性犬を洗浄後、移送した（写真2）。仮設飼育施設では、大阪府の職員が飼育管理を行い、大阪府獣医師会会員獣医師が交代で健康管理および疾患の治療にあたった。陽性犬については、引き続き施設近隣の会員獣医師による対応を行っていたが、2007年4月、大阪府の職員によって陽性犬119頭の安楽死処置が実施された。

　2007年5月、譲渡へ向けて、ワクチン接種、避妊去勢手術の実施、個体健康管理のため、獣医師会会員獣医師による一時預かりを行うこととなった。大阪府獣医師会では、ブルセラ病陰性犬救護ドクター制度を設け、開業会員から有志を募って対応した。救護ドクターには43名が応募し、大阪市獣医師会とともに93頭の陰性犬を各診療施設で預かり、一部の犬は引き続き大阪府の施設で管理し、譲渡へ向けての準備をすることとなった。会員獣医師による預かり後の検査で陽性と判断された犬もおり、安楽死処置となった。

譲渡

　2007年7月、健康上問題のない92頭を大阪府の開催する譲渡会で譲渡することとなった。希望者を公募したところ212件の応募があり、3回の譲渡会とその後の対応で、全頭が譲渡された（写真3）。健康に問題があった犬は救護ドクターへの譲渡とした。譲渡後、ブルセラ病の抗体検査を行ったが、陽性となった犬はおらず、大きな問題も生じなかった。

災害動物医療　～動物を救うことが人命や環境を守る～

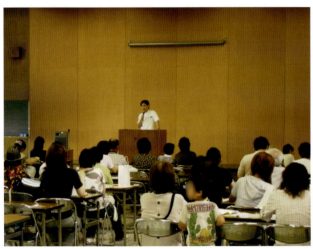

写真3　犬ブルセラ病事件：譲渡会で犬ブルセラ病などの説明をする筆者

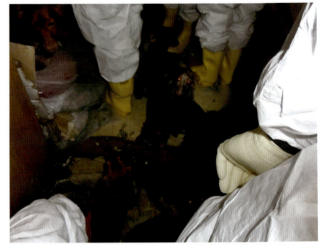

写真4　警察押収犬事件：当該施設内の様子（大阪府提供）

⚠ 警察が押収した犬161頭への対応

1）事件の概要
発生初期

　2012年12月、大阪府内で170頭もの犬を飼育していた元動物取扱業者が、大阪府の再三の指導や行政処分に従わず、さらに周辺住民から臭気や騒音の苦情が相次いだため、大阪府と当該市が警察に告発し、警察が飼養者を逮捕、犬161頭を押収するという事件が発生した。当該施設は住宅地にある普通の戸建て住宅であったが、電気が止められ、暗闇のなかに多数の犬がおり、多くは放し飼い状態だった（写真4、5）。屋内はゴミが山積みとなり、犬の糞尿の臭気もひどく、白骨化した犬の死体も放置されていた。押収した犬を管理することとなった大阪府から大阪府獣医師会に協力要請があった。飼育状態から、様々な感染症が蔓延している可能性があり、多頭数でもあったため、犬ブルセラ病集団感染事件を契機に設置され、感染症対策と災害対策を担当する「災害時における動物救護等対策委員会」（現　動物救護等対策委員会）が、状況の把握や調査、必要な協力内容の検討等を含めた初動対応を行うこととなった。

　押収後、犬は大阪府の施設や近隣の県の施設に一時的に収容された。死亡した犬は、警察の捜査への協力のため、委員会で死体の検案を行った。外傷はなく、死因につながる明らかな疾患も確認できなかったが、著しく削痩し、腹腔内脂肪も顕著に少なかった。体表に多数のイヌハジラミが寄生していた。また、死後、同じケージ内の犬により遺体の一部が食べられた犬や両側の白内障で失明状態であったと思われた犬もいた。また、委員会として、収容施設に赴き、犬の健康状態の把握等を実施した。無秩序に繁殖していた状況であったため、犬ブルセラ病の蔓延が危惧されたが、*B. canis*抗体は全頭陰性であった。健康状態の個体差は大きく、比較的栄養状態のよい個体もいたが、著しく削痩し、状態の悪い個体もいた。多くの犬でイヌハジラミが寄生しており、とくに健康状態の悪い犬で寄生数が多い傾向にあった。また、搔痒のためと思われる脱毛も認められ、犬ニキビダニ、ミミヒゼンダニの寄生も確認された。とくに状態の悪い犬は、委員の診療施設に入院させ、血液検査等必要な検査を実施した。栄養状態の悪い犬では、持続性の下痢と軽度の貧血および低蛋白血症が認められた。下痢の認められた犬については糞便検査、糞便中のパルボウイルス抗原検査、ジアルジア抗原検査を実施したところ、ジアルジア抗原が陽性例を示す個体や犬鉤虫卵が検出された個体がいた。犬たちは人に対しては従順であったが、他の犬に対して攻撃性を示す傾向があった。

　初動対応を行った委員会として、保護が必要な犬は161頭と多頭数で、治療や健康管理を必要とする状態であることや、五類感染症でもあるジアルジアが蔓延している可能性があることなどから動物愛護と公衆衛生の両観点から公益性と専門性がある問題であり、獣医師会として対応するべき事案と判断した。

本格的活動

　大阪府知事から文書での協力要請を受け、大阪府獣医師会として、会員開業獣医師のボランティアを募って救護活動を行うこととなった。全頭を譲渡するため、

公益社団法人大阪府獣医師会における災害対策への取り組み

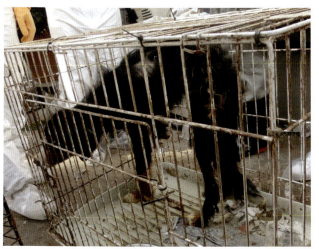

写真5　警察押収犬事件：施設内の削痩した犬（大阪府提供）

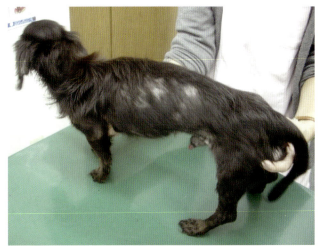

写真6　警察押収犬事件：会員病院で診察を受ける犬

ボランティア獣医師の診療施設での預かり、健康診断、必要な疾患の治療、ワクチン接種、避妊去勢手術を実施することとした（写真6）。救護対象頭数は145頭で、20頭が衰弱等で死亡し、押収時妊娠していた犬が4頭を出産した。ボランティア獣医師には98名の応募があり、当面の預かり期間を1ヵ月とし、大阪府等の収容施設から各診療施設へ移送した。

譲渡

譲渡については、健康状態の回復に個体差があったため、健康状態や性格に応じて、ボランティア獣医師による譲渡と大阪府による公募の譲渡とを並行して行うこととした。譲渡の基準は、大阪府による譲渡は府の基準に基づくものとし、ボランティア獣医師からの譲渡は、獣医師の判断に委ねることとした。

大阪府が2013年2月と3月に開催した2回の譲渡会で32頭が譲渡され、ボランティア獣医師からは、113頭を譲渡した。最後の1頭の譲渡は7月となり、ボランティア獣医師の預かり期間は、最長7ヵ月間にわたったが、全頭を譲渡することができ、活動は終結した。

まとめ

犬ブルセラ病での対応においては、感染症法においては四類感染症、三種感染症等に指定されている病原体であるのに対し、家畜伝染病予防法においては、ブルセラ病として牛・めん羊・山羊・豚のみが指定されており、犬での発生の場合には法的な定めはない。そのような状況のなかで、行政、獣医師会ともに人と動物の共通感染症に多頭数の犬が感染した事態の対応に苦慮した。陽性・陰性の判定についても複数の検査方法、複数回の検査を行って対応したが、非常に苦慮した。

警察が押収した犬161頭への対応においては、獣医師会として対応する事案であるかの判断を求められたが、動物愛護と公衆衛生の観点から対応するべきと判断した。災害や感染症に備える委員会が初動を担ったことで、事態の把握、必要な救護内容の判断が円滑に実施でき、多くの会員獣医師が活動に参加できる状況を整備できたと考えている。

2つの事件とも、100頭以上の多頭数が関係し、感染症や治療を要する犬が多数おり、行政からの依頼によって、獣医師会として協力することとなった。産業動物と異なり、犬・猫など家庭動物に対しては、法律が未整備な部分も多く、その狭間での対応を求められた。また、マスコミ報道でも大きく取り上げられ、事件の経過に影響を与えた。これらの事件での獣医師会としての活動内容は、災害発生時の動物救護活動にも適用できると思われる。

災害獣医学は日本ではまだ馴染みのない分野であるが、災害発生時の家庭動物や産業動物の救護活動のみではなく、人と動物の共通感染症対策など公衆衛生分野を含むOne Healthの概念に基づく広範囲の学問分野である。筆者が災害獣医学に接したのは、犬ブルセラ病集団感染事件での経験を受けて設置された「災害時における動物救護等対策委員会」の委員長に任命され、大阪府の災害時動物救護対策にかかわるようになってからであったが、その知識は、警察が押収した犬161頭への対応で活かされることとなった。今回の2つの事件において、災害獣医学の視点から重要な要素として次のものが考えられる。

災害動物医療　～動物を救うことが人命や環境を守る～

- 発生した事態の評価と分析
- 指示系統の確立
- 情報の共有と発信
- 感染症対策と動物の群管理

これらの視点から2つの事件を考察してみることとする。

犬ブルセラ病集団感染事件では、獣医師会は当初から関与していなかったが、当初は人と動物の共通感染症のアウトブレイクという評価が不足しており、そのための対策も十分ではなかった。また、救援本部が設置されたが、獣医師会内の指示系統の複雑さもあり、組織的な対応がとりにくい状況であった。情報の共有と発信という点では、当初は関係団体に対しても情報が伝えられず、テレビや新聞の報道によって事態を知った状況であり、これがその後の相互の不信感にもつながってしまった。またマスコミ報道やインターネット上でブログなどを通じて、不正確な情報や憶測が拡散し、混乱を助長したが、救援本部や獣医師会からの情報発信は限定的であった。しかし、譲渡時においては、報道機関やインターネット上の情報で多くの希望者が集まり、対象となった犬の全頭譲渡につながった。犬ブルセラ病という感染症の捉え方について、犬の感染症と考えるか、感染犬を人への感染源と考えるかで判断が揺れ動いたが、当初から公衆衛生上の問題として捉えて動くべきであったかもしれない。また、情報について、とくに関係団体間での共有が不十分であったことで、救援本部を組織しても連携した組織的行動がとれず、情報の共有と関係団体間の信頼関係の重要性を痛感した。

警察押収犬での対応では、当初から担当する委員会が関与し、犬達の健康状態の把握や感染症の有無などを調査し、状態の悪い犬の治療を開始するとともに、早期に全頭に生ワクチンを接種し、大阪府獣医師会としての組織的対応につなげる準備を行った。指示系統の確立という点においては、獣医師会内での権限を担当委員会に集約し、大阪府と密に連携しながら対応した結果、状況の変化に速やかに対応することができた。また、大阪府との情報の共有や役割分担が明確にでき、協力獣医師に対しても頻繁に状況を伝えるとともに大阪府への要望などを伝えたことによって情報不足からくる不安感や不信感を最小限にできたと考えている。情報発信については、大阪府を通じて報道機関への情報提供を行い、当初は大きく報道され、多くの反響があったが、途中経過の情報提供が行われなかったことで、譲渡時には関心が薄れてしまっていた。犬ブルセラ病集団感染事件後の大阪府と大阪府獣医師会の信頼関係に基づいた連携によって、当初から情報を共有し、共通した状況判断をもっていたことが円滑な解決に結びついたと考えている。活動にかかった経費について、協力会員獣医師の善意に頼らざるをえなかったことが自然災害時での対応も含め、今後の課題と感じた。

2つの事件での対応で共通していたのは、100頭規模の犬を集団で管理する必要性が生じたことであった。そのような事態に対応する場合の問題点として、人員や資材に限りがあることのほか、感染症が蔓延する危険性や犬に大きなストレスがかかることなどがあり、小動物臨床獣医師が日頃行っている個体診療では対応しきれず、群管理という考え方が必要となる。群管理は、災害獣医学においてはシェルターメディスンとして重要な要素の1つとなっている。犬ブルセラ病の事件では、当初は感染拡大防止の意味から犬たちを当該施設から移動させることができなかった。そのため、水も電気もない劣悪な環境のなかで陽性犬・陰性犬200頭を超える犬の飼養管理をすることとなり、人員や資材にも制約のある状況下で、個体ごとの体調管理や衛生状態を改善する難しさを経験した。陰性犬のみの管理となった後は飼育環境を改善することができ管理もしやすくなったが、会員獣医師が交代で健康管理を行う体制には治療の統一性などに課題を感じた。譲渡に向けてそれぞれの犬の性格上の問題や健康状態を把握するために群管理から、会員動物病院での一時預かりによる個体管理へ移行した。この経験も踏まえ、警察押収犬での対応では、担当委員会が早い段階での感染症に対する検査や生ワクチンの接種を実施して犬たちの群管理と状態の悪い犬の治療を主導した。当初から全頭譲渡の方針であったこともあり、譲渡に向けての健康管理と犬たちのストレス軽減のため、群管理を行う期間は可能な限り短くし、早期に会員動物病院での一時預かりによる個体管理へ移行し、譲渡につなげた。

2つの事件には6年程の期間が空いていたが、獣医師会内に対応する委員会が設置されたことやその間に整備したガイドラインやマニュアル、災害獣医学に対する知識と犬ブルセラ病集団感染事件での反省点が警察押収犬での対応に活かすことができた。これらの事例を災害獣医学の視点から考えると、自然災害における被災動物の救護活動と共通する部分が多く、災害に備

える意味で貴重な経験となり、福岡、群馬に続いて大阪VMATの立ち上げにつながった。大阪府獣医師会では、大阪府の災害時の動物救護活動にかかわるガイドラインの策定に参画し、大阪府や市町村と災害時の動物救護にかかわる協定を締結している。また、災害救助犬の活動をサポートするために認定NPO法人日本レスキュー協会との協定締結や、非常時の連絡や情報収集のために一般社団法人日本アマチュア無線連盟大阪府支部との協定締結などを行っている。今後も災害発生時に備え、関係機関や関係団体との協力・信頼関係を築いていきたいと考えている。

犬や猫などの家庭動物が、家族の一員と考えられ、災害発生時にも同行避難への対応や人とともに動物の救護も必要となる状況も多くなると考えられる。また、動物に関連する事件は社会的関心も高く、今回報告したような多頭数の犬が関与する事件への対応も獣医師会には求められてくる可能性があり、今後はこのような事例報告を蓄積し、共有していくことが大切と思われる。また、人と動物の両方の命と健康にかかわる獣医師としての使命を考えたとき、災害発生時には、公衆衛生あるいはOne Healthの概念に基づく貢献も重要だと思われ、今後、日本でも災害獣医学という分野が重要視されるべきであると考えている。

結びに、この2つの事件への対応時にご協力いただいた公益社団法人 大阪府獣医師会の開業会員の先生方と病院スタッフの皆様、ともに悩みながら事件に対処した大阪府の職員の方々に改めて御礼申し上げるとともに敬意を表したい。

参考文献

[1] 今岡浩一:犬ブルセラ症の現状と課題,日獣会誌, 62, 5-12, 2009.
[2] 今岡浩一:ブルセラ症の最近の話題,モダンメディア, 55,76-85, 2009.
[3] 片岡 康:犬ブルセラ病の現状と清浄化に向けた課題, 日獣会誌, 63, 740-744, 2010.
[4] 三木 朗:改正感染症法に基づく病原体等の管理体制の確立について, モダンメディア, 53,195-207, 2007.
[5] Marco Leonardi, renata Borroni, Marta di Gennaro:Veterinary medicine in disasters, Ann Ist super sAnltà, 42, 4:417-421, 2006.
[6] Wayne E.Wingfield, Sally B.Palmer(Eds):Veterinary Disaster Response, Wileey-Blackwell, 2009.
[7] Lila Miller, Stephen Zawistowski(Eds):Shelter Medicine for Veterinarians and Staff, Blackwell, 2004.
[8] Lila Miller, Kath Hurley(Eds):Infectious Disease Management In Animal Shelters, Wileey-Blackwell, 2009.

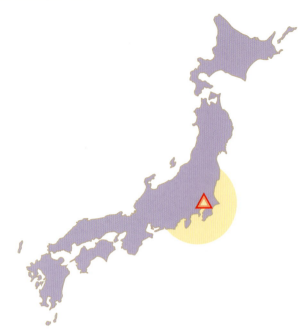

Special インタビュー
東京都の動物病院が考える災害時に対する心構えとその実践

小林元郎
Motoo Kobayashi
公益社団法人東京都獣医師会副会長／
成城こばやし動物病院

— まず、東京都獣医師会における動物医療支援の取り組みと心構えについて教えていただけますでしょうか。

　まず、申し上げなければならないことは東京都獣医師会（以下、本会）という組織は公益社団法人であるということです。そして、その立場で組織として災害時における動物医療支援活動を行う場合の重要なポイントは法的根拠に基づいた行政との連携です。ここがスムーズでないと、その先の作業は途方もなく辛いものになります。

　本会は2011年3月に東京都と「災害時における愛護動物の救護活動に関する協定」を締結いたしました。また、東日本大震災に際し、東京都の地域防災計画に基づき都内の動物を飼育する被災者を支援するため、「東日本大震災東京都動物救援本部」が設立されました。さらに日野市に「東日本大震災東京都動物救援センター」を立ち上げ、都内に避難されている被災者や、環境省から依頼を受けた被災犬猫を当センターにて一時預かりを行い、譲渡する活動を実施しました。本会はその中心的な役割を担ってきたわけですが、その活動根拠はすべて先に述べた「協定」に基づくものでした。

　今回、比較的スムーズにことが運んだのは、2000年に発生した三宅島噴火災害の教訓があったからです。当時、災害時の愛護動物に関する救護という概念が都にはほとんどなく、担当者と手探りで悪戦苦闘したことは本会にとって大きな財産となりました。と同時に、法的根拠のないなか、組織で動くことの難しさを諸先生方は痛感されたことと思います。

　近年では伊豆大島での台風による土砂災害など、島しょ部を含んだ広範囲の協力体制が必要という状況です。また、東京都は小動物の飼育頭数、動物病院数が全国1位というエリアです。そのため、緊急事態がおきたときに、よりスピーディに、より的確に都全域で動くことのできる体制づくりが必須です。

　その一環として、本会は東京都より災害対策基本法に基づく地方指定公共機関の認定を受け東京都の地域防災計画に当会が明記されていることは非常に大きなことだと思います。

　わかりやすくいえば、都内で緊急事態が発生したときに行政と活動をともにする団体として公に認められているということです。災害時に行政と連携し、アクションをおこすことができる体制は、会員の先生方にとって非常に有益であると考えます。

　本会は都内44支部から構成されており、災害発生時にはその支部の先生方に獣医師会からの最新情報が速やかに届くようになっています。

　国家資格を有する我々獣医師は、様々な国民の危機に対応するために行動する義務を背負っていると私は考えています。そのためには、十分な情報、手段と知識が必要です。とくに行政からの伝達をスムーズに受けとることは必要最低限の準備だと思います。2014年8月には都内を中心にデング熱が発生し、都民は大きな不安にさらされました。本会の「危機管理室 感染症セクション」は即座に対応し、東京都獣医師会としての公式見解をホームページ上で発表するなど日々診療にあたっている会員の先生方を通じて都民の不安を払拭することに努めました。各動物病院で飼い主に獣医師会の公式見解を伝えられるシステムはとても有意義であったと思います。

　このように獣医師会という組織で社会活動をすることの意味を多くの先生方にご理解いただければと思います。

Special インタビュー
東京都の動物病院が考える災害時に対する心構えとその実践

—会員の安否確認について、東京都獣医師会では、SNSによる緊急連絡システムの構築にも取り組まれておりますね。

はい。実は災害発生時における組織としての最優先順位は会員の安否確認です。当会では、現在会員専用のポータルサイト内のSNSを活用して安否確認がとれるシステムを採用しています。東日本大震災が発生した際、私は本会の災害担当だったのですが、電話がつながらないなどで会員全体の安否確認を行うのに約4日かかりました。しかし、今は電話回線ではなく、インターネット回線を利用して富士通㈱の開発したSNSシステムを導入しているので、ごく短時間に会員の安否確認ができるようになっています。

ICTを最大限に活用して危機管理体制を整え、そして動物と飼い主の命と生活を守っていくというのがこれからの課題だと思います。

—先生が日頃お考えになられている災害に対する獣医師の心構えをお教えください。

大きくは2つあります。動物に向き合う部分、そして公衆衛生に寄与する部分です。私は臨床家ですからどうしても前者に偏りがちですが、我々の責務として社会生活の安全に貢献しなければならないということを忘れてはいけないと思います。現在（2016年）、日本での動物飼育率は全世帯の25%弱です。つまり、その他のほぼ7割の方からしてみれば、動物に関する問題がそもそも自分とは直接関係のないものであるといえるわけです。災害時には動物にまったく興味のない方への説明責任、つまり、調整役として活動しなければならない場面も多く出てくるでしょう。我々獣医師は、動物福祉・愛護の立場と公衆衛生保全の立場のバランスをとりながら活動しなければなりません。

とくに、組織のなかで行政対応を行っている立場の人間としてお伝えしたいことは、もっと冷静に獣医師としての立ち位置を考え、動物の代弁者として関係者と協調して対応していってほしいということです。

—災害前の準備として自身の動物病院にてできることはありますでしょうか。

私の病院は地域のホームドクターでありたいと願っています。今の世の中には相談できる相手はたくさんいますが、頼りになる人となると、そうはいきません。ホームドクターとして頼りになる病院であるためには様々な準備が求められます。

日々の診療業務以外に地域活動への参加、行政との連携は必須と考えます。どのような状況になっても対応できるように、日々シミュレーションしなければなりません。

とくに地域自治会活動への参加は、「頼りになる動物病院」として必須であると思います。なぜなら、災害発生時の地域避難所は地元の小中学校であることがほとんどです。そして、その運営は、学校長と自治会長が行うことを原則としています。学校長や行政関係者は災害時に必ずしも現地にいるとはかぎりません。自治会は地域のコミュニティーなのでその存在は保証されています。したがって、災害時に動物医療従事者として中心的に活動できるように、普段から自治会活動に従事しておくことは非常に大切であると思います。

災害時に先生は何をしてくれるのかとクライアントから質問されたことはありませんか？また、先生はどこにいるのですかときかれたことはありませんか？そのことに対する明確な回答はクライアントの安心のためにもぜひ準備したいものです。

そして、当たり前のことですが、災害が発生した際、一番大切なことは先生ご自身、ご家族、スタッフの安全です。ここが保証されなければ動物医療従事者として、動物や飼い主に対して、アクションをおこすことはできません。

—最終的には社会貢献につながることが獣医師の使命であるということでしょうか。

当然です。社会貢献というと堅苦しく考えがちですが、様々な方法があると考えたいものです。

ここである人に教えてもらった「ハムエッグの法則」という考え方をご紹介しましょう。

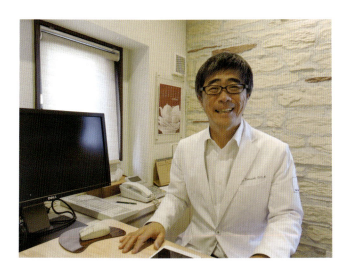

災害動物医療　〜動物を救うことが人命や環境を守る〜

ハムエッグをつくるために豚はわが身を削って肉を提供しますが、ニワトリは毎日ポコポコ生み出される卵を提供します。

災害時の活動を考えた場合、多大な労力とお金が必要です。労力をハム、お金を卵に置き換えて考えるとわかりやすいでしょう。災害時の活動は現場レベルではいかにしてハムを提供するかの議論に終始しがちです。そろそろ、ハムエッグをつくるために安定して卵を生み出すシステムをいかに組織として構築するかを真剣に考える時期にきているのではないでしょうか。

その1つの解として獣医師会として受ける「社会からの寄付」があります。寄付という行為を上手に社会にアウトプットできる体制づくりは喫緊の課題であると思います。

現在、本会は「Live Together 動物のいのち救済基金」を設け、以下の目的を掲げ広く社会に向けて募金活動を行っています。

①自治体による動物の殺処分頭数をかぎりなく0（ゼロ）に近づけるための取り組み
②災害時の動物救護活動および救護体制の構築
③高齢者の動物飼育に対する支援事業
④その他の動物福祉活動

さらに本会は寄付金特別控除団体の指定を受けているため、寄付をいただいた場合は所得控除できることも大切なポイントです。

そして、将来に備えて獣医師会に専属のICT担当者を配置するなどしてICTをフル装備して会員を守る、そして地域の動物や飼い主を守る、そして社会を守る。このようにつながっていくことやこのつながりを理解してそれぞれの獣医師が社会活動を行うことがとても大切なことだと思います。

—最後に全国の獣医師の先生へ何か一言お願いいたします。

私は、獣医師の仕事は非常に素晴らしいものだと考えています。動物の医療を通して、社会に貢献でき、世間の人々を幸せにできる、こんな素晴らしい仕事に日々従事できることに誇りをもっています

獣医師の使命の中には、1頭、2頭という命を助けるのと同時に、組織のなかで動き、多くの獣医師の先生方と力を合わせてより多くの動物の命を助けていくこ

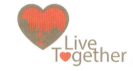

図1　Live Together動物のいのち救済基金

とも含まれていると思います。そのためにも獣医師会や各自治体などの様々なネットワークに参加し、日々情報を得て、自身の活動を社会に発信していく姿勢が必要であると思います。そして、獣医師全員が獣医師会に所属し、皆でこの国の動物医療を支え、飼育頭数の減少による病院の淘汰という困難を乗り越え、社会に貢献していく組織を目指していけるような状況になることを切に願います。

熊本地震における支援活動

「熊本地震発生時からの活動と状況およ び災害救援活動の視点」

※MVM167号（2017年3月発行）
「第9回　熊本地震発生時からの活動と状況
およ び災害救援活動の視点」
掲載内容を一部更新して掲載

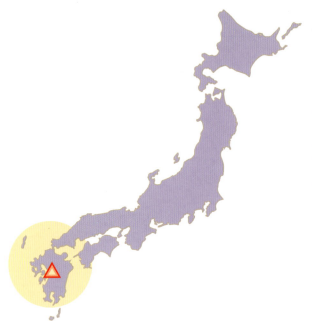

熊本地震発生時からの活動と状況および災害救援活動の視点

平井潤子
Junko Hirai
公益社団法人東京都獣医師会／
NPO法人アナイス

はじめに

　災害大国日本。地震だけでなく、台風や大雨による風水害も多い近年では、平成に入り人的被害が生じた震災（余震含む）は、1989年の伊豆半島東方沖群発地震にはじまり、2016年熊本地震まで16回にも及ぶ。「平成27年9月関東・東北豪雨」は台風18号による温帯低気圧と、同時期に日本に接近していた台風17号により豪雨をもたらし、3県にまたがる広域水害となった。濁流に怯えながら屋根の上で救助を待つ人々のなかにはペットの犬の姿もあり、飼い主とともに犬をヘリコプターで救出するシーンは、メディアにより度々報道された。救助に対する賞賛の声も上がり、災害時のペットの避難に関し社会の意識が経時的に変化していることがわかる。

　災害発生時にペットとともに避難する提言は、1995年阪神淡路大震災における動物救護活動においても行われ、その後「動物（ペット）同行避難」という言葉とともにペットの災害対策が問いかけられるようになった。

　2011年に発生した東日本大震災においては、広範囲にわたり生じた地震による被害に加え、沿岸部の大規模な津波による甚大な被害や、福島第一原子力発電所の放射性物質漏れ事故が重なり、救援にあたる自治体等の組織の被災や、救護に入るための交通手段やルート、ガソリンの確保、立ち入り制限区域内への対応などが大きな課題となった。

　これまで72時間といわれていた救援活動の到達時期が大幅に遅れ、長期間にわたり物資が届かない地域もあり、半年後に実施した調査では、ペット飼育支援は一度もなかった避難所も確認された。

　また、福島県においては原子力発電所の事故により一斉避難が行われたなか、同行できなかった飼育動物の救出のため、自治体や環境省、民間団体、個人ボランティア等により、被曝のリスクを負いながらの救助活動が行われた。さらに同行避難した飼い主においても、避難先の変更の際にバスに乗せられずやむを得ずその場に動物を残したり「同行できないために避難しない」、という選択も生じてしまった。

　このような流れを受け、2013年には環境省による「災害時におけるペットの救護対策ガイドライン」が発表された。

　ペットの避難を理由に危険な場所に残る被災者や、避難所に入れず車中泊や危険な場所に戻る被災者の問題に対処するため、各自治体において災害時の動物救護について体制整備をすることを目的の1つとした。

　過去の災害対応の事例も含めた調査によりまとめられた「災害時におけるペットの救護対策ガイドライン」は、2016年熊本地震の発生を受け見直すことが決定し「人とペットの災害対策ガイドライン」として、2018年3月に改定版が発表された。

　本章においては、過去に発生した災害と2016年熊本地震の被害や課題の特徴を比較しつつ、現地で行われた活動の状況を報告する。

被害の状況と分析

　2016年4月、熊本県熊本地方を震源とする地震により益城町を中心に甚大な被害が生じた。同一地域を震源とする一連の地震で震度7を複数回観測したのははじめてであった。

　4月14日に最初の震度7を記録した後、4月16日まで

表1 熊本地方・阿蘇地方での揺れ震度と発生時間
　　　発災後3日間（4/14〜4/16）震度5弱以上

月　日	時刻	震度
4月14日（木）	21時26分	震度7
	22時7分	震度6弱
	22時38分	震度5弱
4月15日（金）	0時3分	震度6強
	1時53分	震度5弱
4月16日（土）	1時25分	震度7（本震）
	1時45分	震度6弱
	3時3分	震度5強
	3時55分	震度6強
	7時23分	震度5弱
	9時48分	震度6弱
	16時2分	震度5弱

［資料：日本気象協会調べ］

の3日間に発生した震度5弱以上の地震は12回（表1）、震度1以上の揺れは3日間で1,567回にも及んだ（気象庁地震火山部「平成28年（2016年）熊本地震」の震度1以上の最大震度別地震回数表による）。4月17日9時30分時点での最大避難所数は855ヵ所。避難者数は183,882名であった（熊本県熊本地方を震源とする地震に係る被害状況等について〈10月14日18:30現在〉による）。

1）被害（避難）の特徴

　震源となった益城町付近は、畑作地や水田、空港などを有する熊本市のベットタウンとして都市近郊型の住宅地帯が広がっている。

　戸建てについては、台風対策として屋根の瓦が強風で飛ばないように留めてあったことが、家屋倒壊の多さの一因とされている。

　また、最初の揺れに対しては倒壊することなく耐えた家屋であっても、度重なる大きな余震に「次の揺れで倒壊してしまうのではないか」という恐怖感から、建物内で眠ることができず、車やテント等で避難生活を送る避難者が多かったことも、被災による精神的な被害として熊本地震の特徴の1つとなった。

　車での避難生活者は避難所にいる被災者だけではない。自宅車庫での車中避難や、夜になると自宅から避難所や公園等の駐車場に車で移動し睡眠をとる自主避難の形もあった。このような人の避難の形態はペットの避難状況にもかかわってくる。

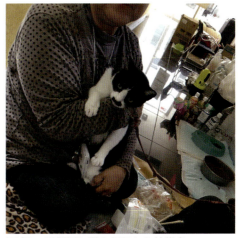

写真1　避難所に猫と同行した被災者

　しかし、飼い主とともに車中にいるペットについては状況を把握しがたく、避難の実数等がつかめなかったことも、熊本地震の避難の特徴の1つであった。

　車やテントでの避難生活の課題は、飼い主にとってはエコノミークラス症候群（静脈血栓塞栓症）や熱中症などの健康被害をどう防ぐか、という点であるが、ペットについても健康被害が生じており、熊本地震においては5月に入りテント内の温度が上昇したため、テントで飼育されていた犬に熱中症の被害が生じた。

　ただし、リスク対策を講じて車やテントを利用することで、建物倒壊の不安やプライバシーの確保、ペットとの同居などに対応することができる。ただし自分で判断して事故を回避することができない高齢者や幼児、そしてペットだけを車中に残すことはできるだけ避け、車内温度や換気に十分な注意が必要である。

　また、テントは屋外に張るだけでなく、簡易に設置できるワンタッチテント等を屋内に設置することで、ペット飼育者と非飼育者の住み分けのツールとして活用できる。

2）動物同行避難について

　発災直後の益城町付近の避難所では、避難所内に動物が飼い主とともにいるケースが多数みられた（写真1）。避難所によっては建物内へのペット同行を禁止している他、避難所敷地内への立ち入り制限しているケースもあったが環境省や熊本市の調査においては半数以上の避難所でペット同行（室内同居、分離、軒先避難含む）が確認されている。

　過去の災害においても、「ペットは飼い主と室内同居でなければならない」との意見が出ており、「ペット（動物）同行避難」※の定義の周知徹底が議論される

災害動物医療　～動物を救うことが人命や環境を守る～

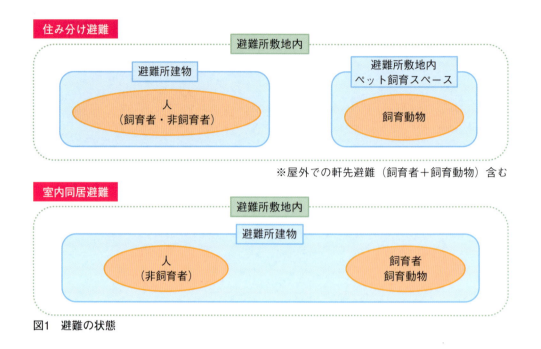

図1　避難の状態

ところであったが、熊本地震においても、「ペット（動物）同行避難」と「ペットとの室内同居避難」について誤解が生じており、定義の再確認の必要性が問われた。

「災害時におけるペットの救護対策ガイドライン」（環境省）にも示されている通り、人と動物とがともに危険な場所から安全に避難（同行避難）し、その後に、避難先で人と動物との住み分けや動線分離などの対策が講じられ、避難所内での人と動物との共生環境の整備が行われることを理想とする。

3）「避難所でのペット受け入れ拒否」および「同行避難ができなかった」情報について

発災直後、度々インターネット上で目にした情報であるが、この言葉が避難所敷地内への立ち入り禁止を意味するのか、避難所屋内への立ち入り禁止を意味するのかが不明であった。

これらの混乱に対応するために、避難の状態について本章では以下のように定義する（図1）。

> **住み分け避難**：「人」と「動物」とが別のスペースにいること。軒先避難を含む。
> **室内同居避難**：人（飼い主）と動物とが室内で同居できること

また、室内同居はできないことを誤った解釈により「ペット同行避難はできない」とツイッターやSNSで拡散することで、被災地に混乱が生じていた。インターネットを用いた情報発信は、義援金、物資、ボランティア募集、情報共有など非常に役立つ反面、誤った情報も一気に広がってしまい、いったん流れた情報を修正することが非常に難しい、という側面ももっている。情報発信をする側の慎重さと、情報を受ける側の取捨選択の能力が問われるところであるが、緊急災害時の情報発信においては、人の安全や命にもかかわることから、一定のルールづくりが必要である。

同行避難したペットとの住み分けか同居か、という議論においては、災害時の避難状況は経時的に変化することを前提として対策を検討すべきである。発災直後の避難所では、ペットと一緒にいることを望んでいた飼い主が、日にちが経過し、家屋の片付けや、行政での諸手続き、出勤などで避難所から離れる場合に安心してペットを避難所に残して出かけられるように「ペット飼育スペース」の設置か、日中の一時預かりを求める声が上がっていた。

災害発生時のペット同行避難においての飼い主の経時的ニーズの変化の一例を表2に示す。

支援を行う側も、避難生活には経時的な状況（ニーズ）の変化があることを理解し、飼い主の自立支援を視野にニーズに応じた支援を提供することが望まれる。被害規模にもよるが、避難から1週間程度が経過すると、避難者も日常生活の流れで活動を開始する。当初はペットとともに屋内で過ごせることを喜んでいた飼い主も、鳴き声、臭い、抜け毛などによる周囲へ

※「ペット（動物）同行避難」（環境省「災害時におけるペットの救護対策ガイドライン」）とは　災害発生時に、飼い主が飼育しているペットを同行し、避難場所まで安全に避難すること。同行避難は避難所での人とペットの同居を意味するものではない。

表2 ペット同行避難においての飼い主の経時的ニーズの変化

発災直後 （急性期）	発災後 1～2週間程度	避難場所・獣医療（震災による直接被害　等）
		一時預かり（数日）
中　期	避難所設置期間	避難場所・獣医療（避難生活の中での体調不良　等）
		一時預かり（日中）
		飼育指導等のサポート
		テント・飼育用品　等
長　期	避難所が閉鎖し 仮設住宅へ移行	ペット飼育可の仮設住宅
		飼育指導等のサポート・獣医療（去勢・不妊処置　等）
		ペットの中長期預かり（半年～1年）
		譲渡（新しい飼い主探し）支援

の遠慮から、ペットをペット飼育スペースに置くことを希望するのは、過去の震災においても熊本地震においても同様であった。

　また、この地域の持ち家率の高さや敷地にゆとりがある立地条件から、いったんは避難所に動物同行避難をした後に、自宅の安全な場所に動物を戻して飼育し、飼い主は避難所から世話に通う、というパターンも多くみられた。持ち家率の高さや敷地のゆとりは動物の避難において重要なポイントとなり、かつて生じた新潟中越大震災や宮城・岩手内陸地震、長野神城断層地震等においても、自宅敷地内で飼育するケースが多かった。

　熊本地震において発災後、自宅飼育で対応していた飼い主に生じた課題は、ガレキ撤去であった。とくに猫の飼育者は損壊した自宅付近に猫の居場所を設け、水やフードを与えに通っていたが、ガレキ撤去工事に際してはガレキの隙間に入り込んだ猫が重機によりケガをしたり亡くなったりする可能性もあることから、短期間の一時預かりのニーズが生じていた。

　ペットの避難のスタイルには様々な形があり、飼い方の地域性（屋内・屋外）や目的（愛玩・番犬）、飼育場所（住宅密集地・郊外）、持ち家率、敷地のゆとり等により、避難時の動物飼育の方法が異なってくる。避難の形は1つではなく、自宅避難、自宅飼育、避難所飼育等、ペット、飼い主、他の避難者の三者にとって、最もストレスの少ない方法を適宜選んでいく柔軟性と、時期に応じた支援の検討が必要である。

4）ペット飼育スペースの事例

　益城町総合体育館では発災当初、室内同居避難が可能であったが、5月中旬、暑さ対策のため敷地内に設

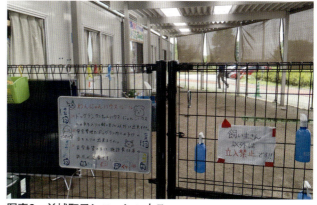

写真2　益城町ワンニャンハウス

置された「益城町ワンニャンハウス」での住み分け避難が実施された。

　同施設は環境省、益城町、益城町総合体育館（管理者YMCA）により避難所敷地内に設置され、基本的には飼い主の自主管理でペットが飼育されていた。利用ルールづくりや、飼育管理に対するアドバイスなどはボランティアがサポートする形で運営されていた（**写真2**）。この益城町ワンニャンハウスには、益城町総合体育館に避難している飼い主だけでなく、近隣の避難所で生活している飼い主もペットを預け、世話に通っていた。

　ペットの飼育に関する飼い主の自立と共助の仕組みを町や避難所管理者の相互理解の下、地元ボランティアがサポートする運営方法は、今後の避難生活において好事例となる。

5）動物たちの健康被害について

　災害発生時に生じる動物たちの健康被害には、災害によって直接受ける被害と後発の被害とがある。地震による直接被害は建物や家具の倒壊による打撲や骨折、裂傷の他、火災による火傷等であるが、2016年熊

災害動物医療　〜動物を救うことが人命や環境を守る〜

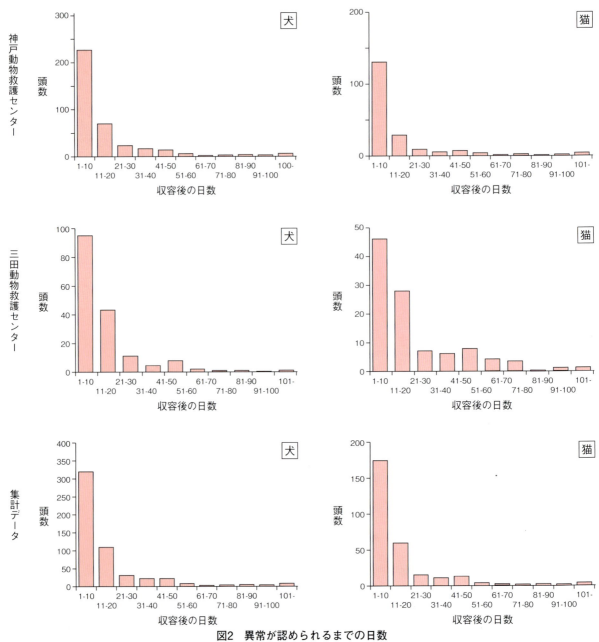

図2　異常が認められるまでの日数
[出典：大地震の被災動物を救うために：兵庫県南部地震動物救援本部活動の記録（1996.12.1）]

本地震では、打撲や骨折、裂傷の他、倒壊した家屋の下から抜け出そうとした動物たちの爪の剥離が目立った被害として報告されていた。

また、これまでに生じた災害において、食欲不振や下痢、嘔吐はしばしば報告される健康被害である。

1995年に発生した阪神淡路大震災での調査では、シェルターで収容された犬や猫での体調の変化が報告されている。兵庫県内に設置されたシェルターのうち、神戸動物救護センターでの保護頭数は犬が575頭、猫が221頭であったが、これらの収容動物のうち、犬で約半数、猫は6割以上が何らかの健康上の異常を示しており、いずれも収容後10日以内に発症していた（図2）。主な症状は犬・猫とも、下痢、嘔吐、血便など消化器系の疾患で、それに続き、発咳、くしゃみ、鼻水などの呼吸器系の疾患が表れていたことが報告されている（図3）。

熊本地震においても発災後、動物病院で飼育動物の食欲不振や下痢、嘔吐、震え、怯えなどに関する相談があったことが報告されている。発災後の急激な環境の変化（避難所生活）や続く余震は、動物にとっても大きなストレスであることは過去の災害時にも確認されていることから、飼い主に対しては平時以上に注意深く動物を見守る必要性と、異常を感じたらできるだけ早く獣医師の診察を受けることを啓発しておく必要がある。

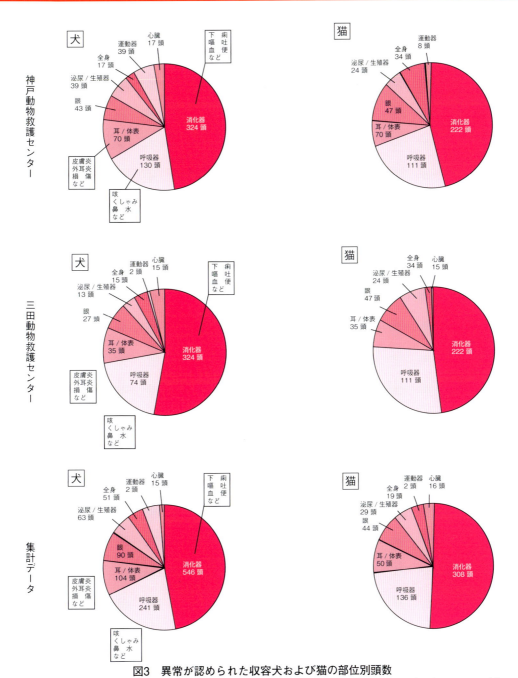

図3　異常が認められた収容犬および猫の部位別頭数
［出典：大地震の被災動物を救うために：兵庫県南部地震動物救援本部活動の記録（1996.12.1）］

6）大きな余震が発生した時間帯

先の表1に示した震度5弱を超える揺れは、主に夜間から深夜に発生しており、住民の多くは家族とともに自宅にいる時間帯であった。したがって、人の動きが活発な昼間に発生した震災と異なる点は、揺れによる家具の転倒や家屋の倒壊による被害から免れてさえいれば、ただちに家族やペットとともに避難できる状況であったと考えられる。

いっぽうで、最大震度の揺れは深夜から明け方にかけて発生したため、就寝中に家具の転倒や家屋の倒壊による被害を受け、その被害はペットにも及んだ。また避難に際しては、暗闇のなか、近隣の公園やスーパーマーケットの駐車場、避難所等に移動し、余震が収まるのを待つ状況となり、昼間に発生した災害時の避難と比較すると、不安感はより一層大きかったと考えられる。

7）インフラの復旧と救援活動の開始

断層に沿った家屋損壊の被害は甚大であったが、幹線道路の復旧は早く、本震から3日目には益城町近辺のコンビニエンスストアやスーパーマーケット、レストランなどの部分的営業が開始され、品薄ではあるものの購入が可能であった。

ペット飼育用品の支援についても、避難所ごとの偏りは垣間みられたが、有志ボランティアにより益城町

近辺の避難所には一定量の物資が供給されていた（写真3）。熊本県や市においてもインターネットを用いて物資募集を行った結果、予想を上回る支援物資が届いていたが、同時に以下の課題が生じていた。

① 物資の保管場所
② 物資の仕分け・管理人員の不足
③ 物資配達人員の不足
④ 被災者のニーズ（情報）の収集手段
⑤ 支援情報の伝達手段

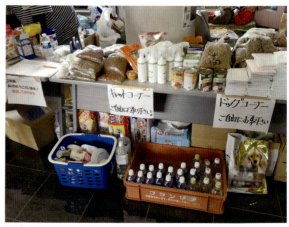

写真3　ペット飼育用の支援物資

これらの課題については、平時からの体制整備で解決を図ることができる。①②③については、保管場所を確保すると同時に、物資募集、仕分け、配分など総合的に管理できる人材を、ボランティア登録等で確保する。ロジスティックの専門分野（企業）との災害時人員支援協定等を締結することができれば、よりスムーズな対応が可能となる。④⑤については、動物愛護推進員等との協働が望まれる。

災害時のボランティア育成については課題があり、災害発生時には養成したボランティア自身が被災者になる場合もある。また、状況が落ち着くまでは身動きがとれず、自宅から移動して活動をすることが困難であることも想定される。

基本的には災害が生じた際に自分が避難した避難所、または自宅避難の場合は自宅近辺での活動とし、状況の把握と情報の収集、関連機関への報告を行う。通信手段については複数の方法を準備しておく。

また、支援情報の発信について、高齢者対応として、インターネット以外に紙ベースでの告知ポスターなどの掲示やチラシ配布が必要となる。とくに自宅避難の高齢者に対しては、情報をやりとりすることが見守り活動にも通じる。

避難所を拠点として避難所に避難しているボランティアが役割をもち、動物飼育支援を切り口として、高齢者や障がい者の見守り活動に結び付けられれば、動物救護のみに偏らず、市民全体の利益につながる幅広い活動となる。

8）狂犬病予防法に関連する事項

熊本地震は狂犬病予防注射の法定接種期間（4月1日～6月30日）に生じたことから、予防接種が一時中断する事態が生じた。この状況を受け、厚生労働省「狂犬病予防施工規則の一部を改正する省令（平成28年厚生労働省令第119号）」（6月27日付交付）により、「平成28年12月31日までの間、熊本地震の発生によるやむを得ない事情により、狂犬病予防施行規則において規定する期間内に狂犬病の予防注射を受けさせることができなかった犬の所有者について、当該事情が消滅した後速やかに注射を受けさせたときは、当該期間内に注射を受けさせたものとみなす」との特例（緩和）措置がとられた。

1995年、阪神淡路大震災の被災地では、災害発生後、狂犬病予防法に基づく犬の捕獲業務をいったん中止し、遺失物法に基づき動物の保護と返還を行った。この対応は5月末まで行われ、6月に入り通常業務に戻った。

東日本大震災発生時には県外避難生活が長期にわたったことと、県外保護シェルター等での預かり期間中に予防接種期間をまたぐ事態が生じたため、届け出が犬の所在地となり、保護シェルターの場合は管理者をシェルター運営責任者として届け出を行った。

熊本地震における日本獣医師会の対応

4月16日に発生した本震後に、日本獣医師会に「日本獣医師会熊本大震災救援緊急対策本部」が設置され、2日後の4月18日（月）に本部会議が行われた。

災害時の支援は、1）人的支援、2）物資支援、3）義援金支援、4）情報提供の大きく4つに分類される。これらの支援内容とタイミング等を検討するための情報収集が最初に行われる活動となるが、現地においては被害が生じており、ただちに動くことができないことから後方支援（日本獣医師会や地方連合会、支援協定を締結した地方会等）としての活動から開始することとなる。

そして、災害救援活動は後方支援組織と現地獣医師

熊本地震発生時からの活動と状況および災害救援活動の視点

表3 熊本地震における発災から組織的に活動が開始するまでの対応概略

	熊本県獣医師会	会　員	日本獣医師会
発災直後	・会員安否確認 ・本部（事務局）機能（通常業務）の復旧 ・役員の招集、組織機能復旧にかかわる方針の検討 等	・家族、スタッフの安否確認 ・避難 ・自宅、勤務先の機能復旧 ・診療施設の機能復旧 ・獣医療（一時預かり等含）の提供 ・支部内の安否報告と報告	・情報収集[※1] ・現地調査[※2] ・支援内容と時期の検討 ・地方会（会員）への支援要請の検討 等
初期	・災害救援活動の検討 ・地元自治体との連絡 ・関係団体との連絡 ・支部を介した会員との連絡 ・日本獣医師会との連絡 ・熊本県獣医師会災害対策本部の設置 ・現地（関係団体）対策本部への参加 ・被災状況の確認（避難所等） 等	・被災病院への共助支援 ・近隣避難所、被災動物（被災飼い主）への獣医療支援 ・その他の活動 等	・現地への情報の提供 ・人的支援（事務員・獣医師）[※3] 　現地事務局サポート 　災害対策本部立ち上げサポート 　現地獣医師会が実施する活動サポート ・支援（無料診療券・医薬品等）の準備、手配 ・環境省との連絡、調整 ・関係団体との連絡、調整 ・地方会（会員）への支援要請 等
	現地救援活動（組織）の開始		
	・現地対策本部としての活動 ・ペット健康相談や一時預かり受付 等	・無料診療券を用いた獣医療の提供 ・避難所支援 等	・人的支援（事務員・獣医師派遣） ・義援金の募集と送金 ・情報、物資の提供 等

会（会員獣医師）とが共働して行うこととなるが、現地の動物病院（獣医師）が被災していることに配慮しながら、被災地に過重な負担が生じないなかでの救援活動への誘導が重要なポイントとなる。熊本地震における発災から組織的活動が開始するまでの対応概略を表3に示す。

1）情報収集について（表3※1）

救援活動の検討にあたり被害状況などの情報を収集することは、適切な支援をタイムリーに実施するために必要な要件となるが、発災直後の被災地に対し電話やメール等による問い合わせをすることで、現地での安否確認等、重要な連絡を妨げることになる可能性や、担当者の負担となることを理解し行わなければならない。

熊本地震での情報収集においては、主に本震直後から現地での活動を開始していた福岡VMAT隊員からの情報提供を得て現地入りした。

2）現地調査について（表3※2）

訪問による聞き取り調査は、熊本県獣医師会、会員病院、避難飼い主を対象とした。この聞き取りにより、現地獣医師会の本部機能復旧、被災病院が必要としている支援、被災飼い主が必要としている支援、それら

を実行するための要件の抽出が行われた。

熊本地震においては、全壊の被害を受け診療できない動物病院3軒の他は、被害が生じたなかでも診療が可能であったことから、被災飼い主が使用できる1万円の診療券を各病院に分配し、病院を窓口とした被災飼い主支援を行った。使用された診療費には日本獣医師会で集めた義援金を充当した。

3）人的支援について（表3※3）

発災直後に最も必要とされるのは、本部機能の復旧のための人的支援である。

現地獣医師会事務局は、災害救援活動を進めていく本部人員であるとともに被災者でもあり、熊本県獣医師会においては、事務局長以下、家屋損壊などの被害を受け、車中泊を続けている状況であった。災害発生時にはすべての通常業務を一時中断し、ただちに災害救援活動に取り組むかのように思われがちであるが、実際には災害対応と並行して通常業務も行われ、そのための機能復旧が必要となる。このような状況のなか、現地事務局が機能復旧に注力し、災害対応については後方支援による人員派遣で補助することが望ましい。

今回は「熊本県獣医師会災害救護対策本部」の拠点整備のため、事務・管理作業に従事することを目的と

災害動物医療　〜動物を救うことが人命や環境を守る〜

して人員2名が派遣され、本部事務所の整備、支援物資（医薬品）の整理と台帳作成、物資入出庫管理の手順・様式作成、本部用事務書類の作成、熊本県との連絡調整のための情報提供等を実施した。同時に派遣された獣医師が、避難所における健康相談などを担当し、必要に応じて診療可能な現地動物病院に飼い主を誘導することができた。

　災害救援活動においては獣医療支援に基準を設けることで、被災地の動物病院を圧迫しない支援とすることが望まれる。被災地の動物病院が診療機能を取り戻すように支援することが、被災地に安定的に獣医療を提供することにつながり、それがすなわち被災動物救護活動となる。

4）動物保護施設の設置

　避難所や仮設住宅での動物飼育が困難な場合や、倒壊した家屋や敷地内で飼育されていた動物が、がれき撤去時期に移動せざるを得ない場合など、家庭動物の一時預かり支援が必要となる。

　先にも述べたが、熊本県においては、避難者に対する仮設住宅数が不足しており、みなし仮設（借り上げ住宅）が用意されたが動物飼育が許可されていない住宅が多く、避難所の統廃合によりみなし仮設住宅への移動を余儀なくされた避難者の動物一時預かりのニーズが生じた。

　大分県玖珠郡九重町に設置予定だった「九州災害時動物救援センター」（九州動物福祉協会）は開設予定を1年早め、同施設に「熊本地震ペット救援センター」（以下救援センター）の機能をもたせ、被災動物の一時預かりを開始した。救援センター開設のための調整を、熊本地震ペット救護本部、福岡県（九山協定（九州・山口9県災害時応援協定）幹事県）、九州動物福祉協会間で行い、救援センターは熊本県・熊本市・熊本県獣医師会を構成メンバーとして設置された「熊本地震ペット救護本部」に属することにより、九山協定による人員派遣等の支援を受けることが可能となった。

⚠ おわりに

　災害対応はその地域の被害状況の把握からスタートし、活動が終息した後には一連の状況と活動内容を評価・分析をしておくことがその後の対策の有効性を大きく左右する。

　動物飼育に関する地域性、地理的条件、発生時間、避難の状況等を整理し、課題を抽出し解決策を検討する。これら一連の作業は、次に生じる災害対策において必須の作業だといっても過言ではない。

　熊本地震においては想定外の被害が生じたことにより、災害対応活動において中心的な役割の一端を担う現地自治体や獣医師会事務局が被災してしまったため、外部支援に即座に対応することが過重な負担となる時期が生じた。

　災害救援活動においては、ニーズに合った支援をタイムリーに行うことが望まれるが、現実には救援活動を行う側も被災していることから、疲弊した被災地に負担をかけない方法で外部からの支援を行うことが原則となる。そのために地元を補佐する事務職の人員や、災害発生から現地対策本部の解散までの一連の業務を経験し、自治体、獣医師会、関係団体を取りまとめるスキルをもつコーディネーターを派遣することが望まれる。同時に、被災地の動物病院がその機能を取り戻すための支援計画が必要となる。また、自治体や獣医師会においては、発災時に自らの機能を復旧するための事業継続計画（Business Continuity Planning、BCP）を検討しておくことも必須の災害対策だといえる。

　これは動物病院においても同様で、家族、勤務獣医師やスタッフ、入院動物の安全確保と、被災動物の診療を行うことができるように機能復旧をどのように行うかの対策を院内で話し合っておくことが、速やかな被災動物救護活動に直結する。

　獣医師会（獣医師）が、獣医療を安定的に被災者（被災動物）に提供することが、災害時の社会的役割の1つであるなら、地域間の災害時支援協定だけでなく、被災し身動きがとれない間に協定に基づく緊急対応を実施するための「受援体制」の整備を欠くことはできない。

　また、活動においては救護対象となる「被災動物」の定義と、緊急対応の期間についてもあらかじめ検討しておき、被害規模によって決定できるような基盤をつくっておく必要がある。

　阪神淡路大震災においては、淡路、芦屋、西宮、伊丹の4ヵ所の保健所が管轄する地域を激震地域とし、発災から5月中旬までの間、その地域で保護された動物を被災動物とする等の対応を行った。今後の検討のなかでは、災害支援活動の目的が、「動物救護」なのか「飼い主（人道）支援」なのかを意識的に整理して考える必要がある。それにより、獣医療支援において、被災により生じた傷病の治療（動物救護）とするか、被災

により経済的に困窮している飼い主支援とし、持病の治療や予防処置等も行うのか等対応が異なってくる。動物のステータスについても、飼い主同行動物なのか、逸走動物なのか、もともとその地域に存在する放浪動物なのかによって対応の視点が異なる（図4）。

災害時の動物救護活動を感情的に行うのではなく、根拠に基づいた社会活動とするためには目的等を整理し支援側、受援側が双方で共有しておくことで、円滑な災害対応に結びつく。

熊本地震でのVMAT活動を通じ、今、訴えたいこと

船津敏弘　Toshihiro Funatsu, D.V.M.
公益社団法人福岡県獣医師会／
動物環境科学研究所

私が東日本大震災や熊本地震で感じていることは、「獣医師は人のためじゃないと災害時に動いてはいけないのか？」という疑問である。

現在の災害救助法では、人命を直接扱う医師や倒壊家屋から人を救出するレスキュー隊員や自衛隊員は別として、道路を修復したりライフラインを守るための道路工事関係者、水道・ガス・電気工事関係者が、発災直後より被災地へ入って活動できることになっている。彼らは直接的に人命にかかわっているわけではないが、人の生活を支えるために派遣されるのであり、しかも災害からの復興を速やかに行うため非常に必要な仕事をしている。

災害は人から多くのものを奪い、人を苦しめるが、人はただ災害にやられっぱなしではない。再び立ち上がり生命をつないでいくためには、1日も早く被災状態から立ち上がり、日常の生活を取り戻すことが必要である。犬・猫などの動物は、被災後もいつものように散歩をし、食事を食べ、飼い主と遊ぼうとする。災害という異常時においても、日常生活を営む動物たちの存在は、疲弊した被災者の心に少しでも安らぎを与えることになる。このように動物は被災者の「心の回復力」を支える大きな力なのである。

そのような動物たちを災害から守り、救出し、飼い主のもとに安全に届けることは、災害から人間が日常生活を取り戻すためにとても重要な意味をもつのではないだろうか。

我々獣医師は、動物の命を守るばかりではなく、人間の命も支え、ひいては社会全体を支えている大きな力をもっていることをもっと自覚すべきである。しかし現代の我々は、この大きな責任を忘れていないだろうか？

東日本大震災においては、翌日には九州の救助犬が石

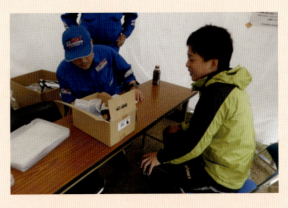

巻市に入って活動している。熊本地震でも関西の救助犬がすぐに活動している。人間のために命をかけて働いている救助犬や介助犬に対して、我々は他人事のように感心している場合ではない。獣医師としてなすべきことがあるのではないだろうか。

最初の疑問に対する現在の私の答えは、「獣医師は災害時において動物のためにもっと動くべきである」ということだ。それが結果的に人のためになるのである。そのために以下の項目について早急に検討すべきであると私は考えている。

1. VMATの全国化
2. 大規模災害時の全国支援体制構築
3. 災害救助犬支援体制確立
4. 災害時の動物病院相互協力体制の構築
5. 大学等研究機関との連携強化
6. 大学における災害獣医学教育の充実

動物防災というワクチンが全国に広がることを期待して筆を置くこととする。

災害動物医療　～動物を救うことが人命や環境を守る～

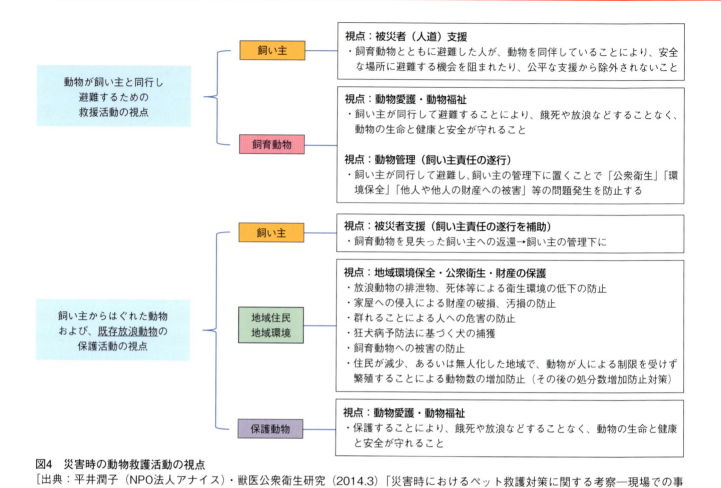

図4　災害時の動物救護活動の視点
[出典：平井潤子（NPO法人アナイス）・獣医公衆衛生研究（2014.3）「災害時におけるペット救護対策に関する考察—現場での事例に学ぶ課題と検討，及びその解決—」等]

熊本地震で獣医師として学んだこと
小川篤志

Atsushi Ogawa, D.V.M.
日本獣医生命科学大学卒。救急獣医療に5年間従事した後、2013年アニコムホールディングス（株）入社。新規事業、マーケティング等を担当する傍ら、2015年よりアニコムキャピタル（株）取締役就任。他に（一社）FASAVA-Tokyo2019理事、東京都獣医師会の広報委員など。

「動物を助けに行くのではない。被災動物のケアを通じて、その家族をケアすることこそ、私たちの使命」

アニコムは熊本地震の3日後から、延べ8名の獣医師が動物用災害診療車とともに現地入りし、被災動物の診療を行った。そこで、ある被災者から次のような話をきいた。

相次ぐ余震に怯えながら、避難所の慣れない共同生活を送りはじめたころだった。ある夜、体育館の屋根で大げさに弾ける雨音のなか、なんとか眠りにつこうとしていると、突如、男性の大きな声が体育館中にこだました。―もう犬を連れている者は、出て行け。

その夜を境に、体育館から動物の姿は消えた。管理者や行政によって規制されたわけではない。飼育者たちは自主的に去っていった。なぜかと尋ねると、一瞬うつむいた後にこう答えた。「自分たちもまた、周囲へ配慮し続けるストレスが限界だった」。

このときはじめて、冒頭の言葉の意味を理解した。熊本への出発前に、東日本大震災で活動した獣医師から、直接託された言葉だった。

私たち獣医師にできることは、動物の治療だけではない。その動物と暮らす家族をケアすることも肝要な使命である。災害獣医療という概念があるとすれば、家族に

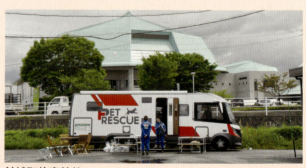

益城町体育館前

対するアプローチの重要性は、とりわけ大きいのではないだろうか。

あの瞬間に私は、いかにも救急に備え眉間に皺を寄せながら熊本に出向いてきた自分を恥じた。災害はまたおきる。そのときに、私たちは獣医師として何ができるだろうか。その職域と同様、広い視野で「災害獣医療」に取り組む必要がある。

熊本地震を踏まえた今後の被災ペット対策について

「熊本地震を踏まえた『人とペットの災害対策ガイドライン』の策定について」

※MVM170号（2017年7月発行）
「第10回　熊本地震を踏まえた今後の被災ペット対策について」
掲載内容を一部更新して掲載

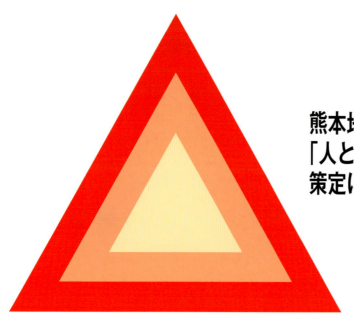

熊本地震を踏まえた「人とペットの災害対策ガイドライン」の策定について

則久雅司
Masashi Norihisa
環境省自然環境局総務課動物愛護管理室
※2018年7月より環境省環境再生・資源循環局参事官

▲ はじめに

2016年4月の熊本地震では、16日未明の本震と14日の前震とあわせて計2回の震度7の地震が発生し、震度6クラスも5回発生している。2016年12月13日時点で、震度1以上の地震発生回数は4,191回にも及ぶ。熊本県内を中心に多くの人的、物的被害も生じ、改めて日本は地震大国という言葉を思いおこさせた。

この熊本地震では、環境省動物愛護管理室から職員を現地に派遣し、熊本県、熊本市、一般社団法人熊本県獣医師会などと連携しながら、被災ペットの救護対策を実施した。従来、大規模災害時の被災ペット対策では、被災地の自治体による対応を後方支援するのが環境省の立場であったが、熊本地震では、政府のプッシュ型支援のかけ声のもと、初動の段階から動物愛護管理担当の環境省職員を現地に派遣して対応にあたった。

その概要は後述するが、環境省としての熊本地震への現場対応はおおむね半年間ほどを要した。

大規模災害の後には、対応に関する記録を取りまとめ、課題を検証するとともに、そこで得られた経験を次の大規模災害への備えとして生かしていくことが大切である。災害時のペット対策については、2011年の東日本大震災の経験を踏まえて2013年に策定した「災害時におけるペットの救護対策ガイドライン」があり、熊本地震においても、このガイドラインに基づいた対応が図られていた。いっぽうで、熊本地震を経験して数多くの課題が指摘されている。行政としては、こうした課題への対応策を検討し、災害時対応のガイドラインをさらに進化させていくことが必要となる。

そこで、2016年度後半に、熊本地震にあたった自治体職員や県獣医師会、有識者らによる記録集作成と課題抽出の委員会を開催した。2017年度には、新たに防災対策の専門家等の他、内閣府および厚生労働省の参画を得て有識者による検討会を設け、ガイドライン改訂に向けての検討を行った。こうして「災害時におけるペットの救護対策ガイドライン」を全面的に改訂し、2018年3月に、新たな名称で策定したのが「人とペットの災害対策ガイドライン」である。本章では、熊本地震発生時の対応から、新しい「人とペットの災害対策ガイドライン」の策定にいたる過程と、新ガイドラインの主な特徴について紹介する。

なお、本章は、MVM170号の記事「熊本地震を踏まえた今後の被災ペット対策について」を大幅に加筆修正したものである。

▲ 東日本大震災以降の主な被災ペット対策の取り組み

2011年3月の東日本大震災においてペットをめぐる様々な課題が指摘されたことから、2012年9月の動物愛護管理法（以下、「法」という。）の改正において、都道府県が定める「動物愛護管理推進計画」の計画事項の1つとして「災害時における動物の適正な飼養及び保管を図るための施策に関する事項」が追加された。

この改正法は2013年9月に施行されたが、環境省では、それに先立つ6月に「災害時におけるペットの救護対策ガイドライン」を策定・公表している。これは、災害時対応の考え方を整理するとともに、どのような対策があるのかを示した自治体向けの参考事例集でもある。

改正法の施行直前の2013年8月には、法改正を踏ま

熊本地震を踏まえた「人とペットの災害対策ガイドライン」の策定について

2011.3 東日本大震災の発生（被災ペット対策における課題）
・ペットとの同行避難は、被災者の心のケアの観点から重要であることを確認。
・ペットを置いて避難した飼い主がペットを探しに自宅に戻り、津波に巻き込まれたケース等の発生。
・飼い主からはぐれて野生化した犬が住民に危害を及ぼしたり、繁殖した個体が生態系被害をもたらすおそれが生じた。

2012.9 動物愛護管理法改正
・都道府県が策定する「動物愛護管理推進計画」に定める事項に、「災害時における動物の適正な飼養及び保管を図るための施策に関する事項」を追加。
2013.6 「災害時におけるペット救護対策ガイドライン」（同行避難の推奨、避難所での体制整備等）
2013.9 「動物愛護管理基本指針」の改訂（環境省）
・動物愛護管理推進計画に加えて、地域防災計画においても動物の取り扱い等に関する位置付けを明確化すること。
・所有者責任を基本として同行避難や避難時の動物の飼養管理、放浪動物の救護等、地域の実情や災害の種類に応じた対策を適切に行うことができるよう体制の整備を図ること。

2014.1 防災基本計画の修正（国）
・飼い主による家庭動物との同行避難や避難所での飼養等に関する事項を追記。

2016.4 避難所運営のガイドライン（内閣府）（ペット同伴避難を明記）

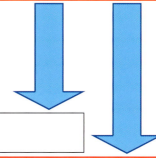

2014～（順次）地域防災計画の修正（都道府県、市町村）
・飼い主による家庭動物との同行避難や避難所での飼養等に関する事項を追記。

2013～（順次）動物愛護管理推進計画の改訂（都道府県）
・基本指針に即して、所有者責任を基本として同行避難や避難時の動物の飼養管理、放浪動物の救護等、地域の実情や災害の種類に応じた対策を適切に行うことができるよう体制の整備を図ること等を記述。

図1　東日本大震災以降の被災ペット対策の取り組み

えて、法第5条に基づく「動物の愛護及び管理に関する施策を総合的に推進するための基本的な指針」（動物愛護管理基本指針）の改訂版が告示され9月から施行された。この基本指針では、都道府県は動物愛護管理推進計画に加えて、災害対策基本法に基づく地域防災計画においても動物の取り扱い等に関する位置付けを明確化すること、所有者責任を基本として同行避難や避難時の動物の飼養管理、放浪動物の救護等、地域の実情や災害の種類に応じた対策を適切に行うことができるよう体制の整備を図ること等が規定されている。

都道府県が定める動物愛護管理推進計画は、この動物愛護管理基本指針に即して策定することとされており、順次、改訂がすすめられ、現在では、すべての都道府県の計画において所要の記述が行われている。しかし、各自治体の地域防災計画にも災害時の動物の取り扱いを記載するのであれば、災害対策基本法の体系においても、その旨が明確に位置付けられる必要がある。

この観点から、2014年1月の政府の「防災基本計画」の修正において、飼い主による家庭動物との同行避難や避難所での飼養等に関する記述が追加された。それを受けて、各自治体の「地域防災計画」においても順次、災害時のペット対策の記述が盛り込まれるようになってきた。地域防災計画は、都道府県だけでなく、基礎自治体である市町村も策定するものであるため、実際の災害時対応の要となる計画である。また、内閣府は、2016年4月に「避難所運営ガイドライン」を出しており、そのなかで、同伴避難という言葉を用いて、避難所におけるペットの同伴避難のルールづくりを事前に行っておくことを求めている。災害時の避難所でのペットの受け入れについては、こうして防災施策の体系においても位置付けられたが、熊本地震は、こうした体制整備がすすみつつあった段階での発生であった（図1）。

「災害時におけるペットの救護対策ガイドライン」の概要

熊本地震への対応の概況等を紹介するのに先立ち、2013年6月に策定した「災害時におけるペットの救護対策ガイドライン」（以下、「ガイドライン」）につい

災害動物医療　～動物を救うことが人命や環境を守る～

て概要を説明しておく。

　このガイドラインは、東日本大震災等の経験を踏まえ策定したものである。東日本大震災では、事前に災害時のペット対策を講じていた自治体もあったものの、災害規模が大きく地域が広範にわたったこと、原子力災害が発生したこと等により、自治体も避難者も対応に苦慮したことが知られている。このため、自治体が災害の種類や地域の状況に応じた独自の災害対策マニュアルなどを作成する際に、ペット対策を検討するための参考となるように定めたものである。

　しばしば、本ガイドラインの通りに自治体が対処していなかったとする批判が寄せられることもあるが、自治体が自治事務として防災対策を講じるなかで被災ペット対策を行う際の施策の参考事例集という位置付けであり、本ガイドラインは、自治体に対して何らかの被災ペット対策を義務付けたり、指示したりするものではない。

　このガイドラインでは、まず、基本的な考え方として、飼い主の責任によるペットとの「同行避難」を原則とする旨を記載している。災害時対応の基本は自助であるとされており、その基本はペットを飼養する住民においても同様である。このガイドラインは、飼い主の自助を前提としたうえで、個人の対応には限界がある場合に備えて、被災者が安全・安心に避難するために、自治体等による支援体制や、放浪動物、負傷動物等の救護体制の整備が重要であることを示している。

　次に、飼い主、自治体、地方獣医師会、民間団体・企業、現地動物救護本部（自治体、地方獣医師会等が任意に設立する動物救護活動を実施するための協働組織）、そして、国の役割についても記載している。とくに、飼い主の役割については、動物愛護の観点だけでなく、放浪動物による人への危害防止の観点等からの同行避難の実施と、避難所でペットを飼養する場合の他者への特別な配慮や平常時からの備えの必要性について記載している。

　また、各主体が講じておくべき平常時の対策や体制の整備について、自治体に対しては、避難所や仮設住宅でのペットの受け入れの配慮を示し、地域防災計画へのペット受け入れに関する事項の記載や施設の設置者・管理者との調整、必要な支援物資の備蓄方法等を例示している。また、緊急時の動物救護体制の整備や救護施設の設置に関する検討を行っておくべきこと等も記載している。

　そして、実際の災害発生時には、初動体制のあり方に加えて、避難所や仮設住宅でのペットの飼養、保護が必要な動物への対応、動物救護施設の設置と運営管理、情報提供、そして動物救護活動の終息時期の考え方などについて東日本大震災等での対応事例も含め、参考となる資料を示している。

　このガイドラインでは、災害時に、自治体や県獣医師会など関係団体が集まって、現地動物救護本部という官民連携の任意団体を発足させ、被災動物の救護を担うことについても記載している。現地動物救護本部に対しては、全国組織である「緊急災害時動物救援本部」（現在は、一般社団法人ペット災害対策推進協会が後継）が備蓄している資材や協力団体から提供されたペットフード等の支援を現地動物救護本部に対して行う他、広く募金活動等を行い、現地動物救護本部の活動資金を確保する活動などが行われることとなっている。

⚠ 熊本地震での環境省等の対応

　熊本地震では、環境省動物愛護管理室から担当職員を現地に派遣し、現地対応にあたらせた。東日本大震災の際に、東京電力福島第一原子力発電所周辺の旧警戒区域に残されたペットの犬猫の保護のために現地へ職員を派遣したケースはあったが、これは原子力災害という特殊なケースであり、それ以外の大規模災害において、現地に職員を派遣したのははじめてのケースとなる。

　現地に職員を派遣した効果として大きかったことは、まず入手できる情報量が格段に多くなることである。従来は、県や政令市といった自治体を通じての情報しか得る手段がなく、さらには被災地自治体の負担を考慮して限られた情報しか入手できないケースが多かったが、実際に職員が駐在し、被災地を回ることで、より多くの情報を収集することができた。また、熊本地震のような大規模災害の場合、政府の現地対策本部が設置されるが、その定例の本部会議に参加することで災害時のペット対策に限らない全体の状況を把握でき、被災ペット対策についても本部会議で報告を行うことで関係機関と情報共有を図ることが可能となる。たとえば、今回、各市町村が整備した応急仮設住宅ではペットの飼養が可能となっているが、政府の現地対策本部において仮設住宅担当の派遣職員（国交省職員）と連携を密にしたことで、各自治体の応急仮設住宅整

熊本地震を踏まえた「人とペットの災害対策ガイドライン」の策定について

備の動向を把握でき、当該職員の助言を受けて、熊本県とともに各市町村に対する要請活動を適時に行うことができた。

以下に、環境省が行った主な活動の概要を紹介する（p106表1も参照）。

1) 避難所での被災ペットの受け入れ状況等の把握

熊本地震発生直後から避難所でのペットの受け入れに関しては、様々な情報がSNS上などで飛び交った。また、不特定多数の人と動物が混在することによる公衆衛生上の問題も指摘された。このため、熊本市を除く熊本県下の被災地自治体の避難所におけるペットの受け入れ状況等について実態を把握するため、九州各県・政令市に協力を要請して、9自治体から計24名の公衆衛生獣医師を派遣してもらい、4月26日から2期に分けて巡回調査（2巡）を実施した。この職員の派遣は「九州・山口9県災害時愛護動物救護応援協定」（2013年締結）に基づく職員派遣であり、環境省が熊本県・市と調整のうえ、幹事県の福岡県を通じて、各県市に派遣要請を行った。巡回調査の実施にあたっては、新潟県からの情報提供等に基づき共通の調査用紙を作成し、各避難所でのペットの受け入れ状況やトラブルの有無、必要な物資等の確認とともに、感染症対策など公衆衛生の観点からの確認も依頼した。

この調査の結果、巡回調査で確認された同行避難の概況は、調査を行った16市町村の計136ヵ所の避難所のうち、85ヵ所の避難所において、ペットとの同行避難の情報があり、頭数が確認できたものだけで、犬156頭、猫17頭、その他小動物若干数であった。この調査時点では大きなトラブルは確認されていないが、調査時期が地震発生から2週間程度を経過しており、初期の混乱期を過ぎたあとであったため、大きなトラブルが現認されなかったのではないかとも考えられる。

なお、政令市である熊本市では、この調査とは別に、環境省職員も同行して実態調査を行った他、動物愛護推進員の巡回活動等を通じて、独自に実態把握が行われていた。

2) 避難所でのペット受け入れ体制の整備

避難所でのペットの受け入れについては、避難所となる建物の敷地内までの同行避難はいずれの避難所においても可能であったといわれる。しかし、同じ室内で同居できるのか、それともペットは屋外飼養なのか

等、避難所によってペットの取り扱いにはちがいがあった。また、普段はしつけのできたペットであっても、余震に怯え、あるいは異なる環境下にあることから吠え続けてしまうなどして周囲に迷惑をかけるという理由で自主的に避難所から退去した被災者もいたといわれる。こうした被災者のなかには、車中泊に移行した方が多かったのではないかと思われるが、いっぽうで、車中泊は余震による建物崩壊への懸念やプライバシー確保等の観点からペット飼養者に限らず多くの被災者が選択したともいわれる。避難所でのペットの受け入れ実態や車中泊等を選択したペット飼養者の実態については正確な情報の把握が難しかったが、ペットの受け入れができないことに起因して車中泊避難者が増加し、エコノミークラス症候群が発症するという事態への懸念は多くの関係者が共有していた。

避難所での被災ペットの受け入れは基本的には避難所運営の一部であり、一義的には、市町村が担う課題である。しかし、環境省では、最も甚大な被害を受けた益城町から直接に環境大臣に支援要請が行われたこともあり、最も多くの避難者が集中した益城町総合運動公園（益城町総合体育館）において避難者のペットを受け入れるためのシェルター整備等を支援した。このシェルター整備が円滑にすすみ、飼い主の自主的な管理組織（益城町わんにゃんハウス―いぬネコ家族会）が発足するなど適切な運営が可能となったのは、運動公園の指定管理者であるYMCA、シェルターの運営を担ったNPO法人と犬の命を繋ぐ会、そして益城町担当者らの連携と協力が大きかった。とくに、NPOによる家族会の発足支援などソフト面での対応は、避難所でのペット受け入れについて1つの運営モデルの好例となったのではないかとの指摘もある。

3) ペットの緊急一時預かり体制の整備

今回の熊本地震では、被災した飼い主のペットを無償で預かる体制づくりが急務とされた。ガイドラインでは、現地動物救護本部が発足後、無償で被災ペットを預かる体制を整備することが例示されているが、熊本では、県と県獣医師会の協定により、災害時の一時預かりの体制は用意されていた。しかし、熊本地震では、被災ペットの受け入れ先となる地元の動物病院や自治体施設自体も被災したことから、多数にのぼる被災者のペットの無償での一時預かりは容易ではなかった。

そうしたなか、熊本市動物愛護センターでは、環境省の支援の下、近隣の動物訓練施設の協力を得て、健

康上の理由等でペットを飼養できない飼い主（入院が必要な人等が対象）について、無償でペットを預かる体制を整備し、5月9日から運用を開始した。市内の避難所において、体調を悪くし緊急に入院を要する被災者が、飼育している犬を預ける先がないことを理由として入院を断念されていたが、この緊急一時預かり事業の開始により、安心して入院をしていただくことができた。なお、益城町については2）のシェルターでの一時預かりが可能であったが、その他の市町村の被災者に対しても広く無償での一時預かりができるようになったのは、6）で述べる熊本地震ペット救援センターの開所からである。また、総数は把握できていないが、日本獣医師会が発行した被災者向けの無料診察券を用いた地元動物病院での預かりも行われている。

4）仮設住宅でのペット受け入れ体制の整備

大規模災害時に設けられる仮設住宅には、新たに建設する応急仮設住宅と、民間の賃貸住宅などを借り上げて利用するみなし仮設住宅の2種類がある。今回、応急仮設住宅の整備に先立ち、環境省と熊本県が合同で、各市町村に説明に伺い、応急仮設住宅でのペット飼養を可能にしてもらえるように要請を行った。各市町村担当者らは、高齢者とペットの二人暮らしというケースが多いことから、応急仮設住宅でのペット受け入れは当然のこととして認識されており、基本的にすべての市町村において応急仮設住宅でのペットの飼養が可能となった。いっぽう、既存の賃貸住宅を利用するみなし仮設住宅においては、従前からの賃貸ルールが優先するため、ペット飼養は不可のところがほとんどである。

5）迷子ペット対策

地震で飼い主とはぐれた迷子ペットへの対策として環境省が独自に取り組んだものはないが、熊本市動物愛護センターに新たに多くの迷子ペットが収容されても受け入れ可能とするため、4月27日に、地震発生前から収容していた犬猫約30頭を西日本各県市に預かってもらう取り組みを実施した。動物の輸送については、一般社団法人全国ペット協会や一般社団法人ペットパーク流通協会による無償の協力を得ることができたが、日常から動物を運送するプロならではの支援として大変心強かった。

6）現地動物救護本部の立ち上げ支援

ガイドラインが設立を推奨している現地動物救護本部の発足は、5月27日と地震発生から1ヵ月以上も経過してからとなった。地元県市や獣医師会が自ら被災するなか、現地動物救護本部の発足に向けた調整にあてる時間的余裕がない状況にあったが、環境省では、その立ち上げに向けての助言等を行った。この本部には、その後、一般社団法人九州動物福祉協会が加盟し、同協会が大分県九重町で1年前倒しでオープンした「熊本地震ペット救援センター」において、被災ペットの無償預かりが行われるようになった。熊本市内からは距離があるが、地震被害によってペットを一時的に飼養できなくなった飼い主にとっては非常に重要な支援になったものと考える。

7）避難生活の状況把握

今回の熊本地震では、同行避難の課題等について、ペットとの同行避難を実施した被災者からの情報収集を目的としてアンケート調査を実施した。調査対象者は、益城町総合運動公園、ピースウィンズ・ジャパンのユニットハウス村、熊本市体育館におけるペット同行避難者とし、2016年6月下旬〜7月上旬にかけて、対面調査により実施した。主なヒアリング内容は、ペットの種類等、避難状況や避難理由等、避難時のペットの状況等、ペットに関して困ったこと、必要だと思う支援内容等、そして、行政や避難所の管理者側の準備等についてである。御協力いただけた被災者の数は多くはなく、統計学的な精度はないものの、避難直後の状況や仮設住宅入居後の課題など、ペットの同行避難者である被災者の生の声を把握することができたと考えている。これらは市町村等を通じての調査ではなかなか把握困難な意見でもあり、今後の災害時対策において留意すべき知見となった。

⚠ 課題の抽出

環境省では、熊本地震の現地への職員派遣等の対応がおおむね一段落した2016年秋以降、熊本地震への対応経緯について記録集を作成するため、「熊本地震被災ペット救護調査に関する記録集作成委員会」を設置した。同委員会では、熊本地震対応にかかわった有識者や熊本県、熊本市および熊本県獣医師会らの参画を得て、県および被災市町村等へのアンケート調査を実施しながら、記録集の案の作成を行うとともに、主な

課題の抽出も行った。本節では、本委員会において抽出された主な課題について紹介する。なお、これらの課題については、2017年度に設置した「災害時におけるペットの救護対策ガイドラインの改訂等に係る検討会」でのガイドライン改訂の検討の議論に引き継がれている。

1）大規模災害時に被災ペット対策を実施することの意義の再整理

大規模災害時には、国や自治体などの行政機関、獣医師会などの公的機関の他、多くの民間団体も支援のための活動を行う。その際に、しばしば、活動目的の齟齬から支援にかかわる主体間で軋轢が生じるケースがある。具体的にいえば、国や自治体などの行政機関が被災者、つまり人間の救護の観点から被災者が飼養するペットへの対策を行っているのに対して、一部の民間団体では、地震に怯えるかわいそうなワンちゃん・ネコちゃんを救うのが目的というものであり、目的のちがいが相互の活動の間で軋轢を生じさせることもある。災害発生当初に各主体が行う被災ペット対策の目的が異なることは構わないが、地元自治体の住民救護の施策が機能しはじめてきた場合には、自治体の指示の下、連携を密にしていくことが必要である。

2）同行避難と同伴避難の言葉の整理（同行避難後の選択肢の提示）

ガイドラインでは、災害発生時に一緒に逃げる「同行避難」を原則としているが、避難所で一緒に暮らせることは保証していない。同行避難したペットについて、避難所でどこまでの受け入れ体制を整備するかは各自治体の判断によることとなる。また内閣府が2016年4月に策定した「避難所運営ガイドライン」では「同伴避難」という言葉が使われている。熊本地震では、同行避難＝避難所でのペットとの同居が可能という誤解が生じたことによる混乱もみられたといわれる。同行避難、同伴避難といった言葉の定義を改めて明確にするとともに、現場での運用に際しては、個々の避難所での受け入れ体制についてあらかじめルールづくりと受け入れの準備を行っておき、住民に周知しておく必要がある。

3）現地動物救護本部の立ち上げの事前決定

ガイドラインでは、大規模災害時には、被災自治体と獣医師会などが中心となって現地動物救護本部を立ち上げ、この現地動物救護本部が中心となって被災地でのペット救護対策を担う仕組みを推奨している。また、現地動物救護本部に対して、全国組織である一般社団法人ペット災害対策推進協会が資材の供給や寄付金の募集などの活動を通じて全国からの支援を行う仕組みとなっている。

熊本地震では、4月16日の本震発生から、現地動物救護本部にあたる「熊本地震ペット救護本部」の立ち上げ（5月27日）まで、40日近くの時間を要した。これはこうした任意の本部の立ち上げについて、関係機関の間で事前の取り決めがなく、かつ各機関の本拠地が直接被災したため、現地動物救護本部の立ち上げに向けての調整に時間を要したことなどが要因である。

現地動物救護本部は、外部からの支援の窓口ともなることから、被災後、速やかに発足できるのが好ましく、今後は、一定規模以上の災害時には現地動物救護本部が自動的に発足できるよう関係機関が事前に取り決めを行っておくのがよいと指摘されている。

4）広域支援の体制づくり

ガイドラインは、被災地の自治体や獣医師会が中心となって、被災者の支援を行う仕組みを提案していたが、熊本地震のように県庁所在地で発生した場合には、災害時の被災者救護の中心的役割を果たすべき地元行政機関等の活動に制約が生じることはやむを得ないことである。こうした場合、円滑な支援を実施するためには、隣県やブロック圏内の他の自治体との間で相互に連携し合うのが適当である。九州山口ブロックにおいては、2013年に「九州・山口9県災害時愛護動物救護応援協定」が締結されており、その協定が最初に発動されたケースでもあった。今後は、こうした取り組みが他のブロックにも広がることを期すとともに、広域支援を行う自治体と支援を受ける（受援）自治体とが定期的な机上訓練などを通じて、万一の発生時の広域支援の体制を構築していくことが望ましい。また、一般社団法人ペット災害対策推進協会などとともに官民一体となった全国規模での広域支援についての体制整備を検討していく必要がある。

5）その他

その他にも、災害時の被災ペット対策の財源を事前に決定しておくこと、被災ペット対策で現地入りするボランティアの活動ガイドラインづくり、SNSで流布する不正確な情報を是正するための正確な情報発信の

災害動物医療　〜動物を救うことが人命や環境を守る〜

表1　熊本地震発生直後の環境省等の主な対応経緯

4月14日（木）	熊本県熊本地方を中心とする地震が発生（前震）
4月15日（金）	環境省が熊本県および熊本市の被害状況の確認および連絡体制を確保
4月16日（土）	熊本県熊本地方を中心とする地震が発生（本震）
4月16日（土）17日（日）	九州・山口9県災害時愛護動物救護応援協定に基づき福岡・佐賀両県が、熊本県にペット用支援物資を搬送
4月19日（火）	被災ペットの対応のため、環境省が動物愛護管理室職員を熊本に派遣
4月20日（水）	環境省と日本獣医師会の派遣職員が合同で、現地調査を実施（22日まで）
4月22日（金）	熊本県獣医師会が災害救護対策本部を設置
4月23日（土）	災害救護対策本部がペットの相談窓口をグランメッセ熊本に設置
4月26日（火）	九州各県市より派遣された行政獣医師のチームが避難所の巡回を開始
4月27日（水）	環境省が、近畿中四国各府県市、一般社団法人全国ペット協会等の協力を得て、熊本市動物愛護センターが震災前から収容していた犬猫約30頭の移送を開始
4月28日（木）	熊本県庁内の現地対策本部のリエゾン（連絡員）として環境省が職員を派遣
4月29日（金）	環境省、避難所等にペット用物資を、一般社団法人全国ペット協会の協力を得て搬入
5月3日（火）	丸川環境大臣（当時）が、熊本市、益城町において現地調査を実施 熊本市と益城町にペット同伴可能な仮設住宅の整備を要請
5月9日（月）	熊本市が被災ペットの緊急一時預かり（健康上の理由等による）を開始（環境省が支援） 益城町がYMCAと合同で、ペットの一時預かりのための施設整備に着手
5月10日（火）	熊本地震・被災ペット対策の支援に関する民間団体との第1回情報交換会を東京で開催
5月12日（木）	益城・嘉島・甲佐町に仮設住宅でのペットの受け入れについて要請
5月14日（土）	益城町総合運動公園のペットの飼育専用の一時預かりの施設が完成
5月16日（月）	上記施設（冷房付きコンテナハウス3基、ケージ50基）の運用を開始
5月17日（火）	ペットの飼育が可能な仮設住宅の整備に向け、県とともに市町村を巡回訪問開始
5月25日（水）	環境省、自治体および獣医師会と協力して現地支援のための 調査・意見交換（27日付けで熊本地震ペット救護本部の立ち上げを決定）
5月26日（木）	熊本地震・被災ペット対策の支援に関する第2回情報交換会を東京で開催
5月27日（金）	熊本県、熊本市、熊本県獣医師会が熊本地震ペット救護本部を立ち上げ
6月3日（金）	九州動物福祉協会が熊本地震ペット救護本部に加入し、 熊本地震ペット救援センター（大分県九重町）での被災ペットの預かりが可能となる
6月5日（日）	緊急預かりの犬4頭、猫3頭について、熊本地震ペット救援センターに移送
6月10日（金）	熊本地震ペット救護本部に熊本県動物愛護推進協議会が加入
6月下旬〜	益城町においてペット同行避難者に対する避難生活の実態把握調査等を実施

あり方、地元事業者の復興に配慮した外部からの支援のあり方など多くの課題が指摘されている。

「人とペットの災害対策ガイドライン」の新規策定（2017年度）

2016年度後半に開催した「熊本地震被災ペット救護調査に関する記録集作成委員会」では、対応記録集の案を作成するとともに、前述のとおり主な課題の抽出を実施した。これらを踏まえて、環境省では、2017年度、「災害時におけるペットの救護対策ガイドラインの改訂等に係る検討会」を設置した。構成メンバーは、記録集作成委員会のメンバーの一部を引き継ぐとともに、新たに、人間の防災の専門家、東日本大震災の対策の経験者、一般社団法人ペット災害対策推進協会、南海トラフ地震に備える自治体、全国動物管理関係事業所協議会（全国の動物愛護センター等の協議会）らにも加わってもらった。本検討会では、3回の検討会を開催して「災害時におけるペットの救護対策ガイドライン」の改訂について検討し、新たに「人とペット

熊本地震を踏まえた「人とペットの災害対策ガイドライン」の策定について

の災害対策ガイドライン」というタイトルでガイドライン案をとりまとめた。また、2018年2月25日には「人とペットの災害対策シンポジウム」を、東京のイイノホールにおいて開催し、広く周知を図った。ガイドラインの本文は、このシンポジウム開催と同時に公表し、さらに、図表や事例を盛り込んだ詳細版は2018年3月末に環境省ホームページにて公表している。また、この詳細版は冊子として作成し、同年4月末に全国の都道府県、すべての市町村に配布している。

本節では、「人とペットの災害対策ガイドライン」の概要について、旧「災害時におけるペットの救護対策ガイドライン」とのちがいに注目しながらご紹介する。

1) ガイドラインの名称の変更

新旧ガイドラインの大きなちがいは、その名称を大きく改めたことである。その変更には当然ながら意味がある。1つは「ペットの救護対策」を「人とペットの災害対策」に変更したことである。これは、災害時にペットの対応を行うのは、災害時に放浪状態等にあるペットの保護のためであると捉えられるおそれがあるためである。3）災害対応における基本的な視点の明示で記すとおり、災害時にまず行政機関が救うべき対象は、人間であり、本ガイドランの内容は、災害時であっても被災者である飼い主がペットを適切に飼養管理できるよう支援するものである。また、2つ目として、旧ガイドラインの名称にあった「災害時における」という表現も削除した。これは、ペットの飼養管理の観点から考えた災害時対策は、平常時の準備の延長線上にあり、災害がおきてからどうするかではなく、平時の備えが最も重要であるためである。「災害時における」を外すことで、災害時のみの対応で足りるとの誤解を与えないようにすることが目的である。

2) ガイドラインの構成の変更

本ガイドラインは、基本的な考え方等を示す「総説」と具体的な取組の内容を示す「本編」の他、関連する様式等を掲載した「資料編」から構成される。

総説では、「ガイドライン策定の背景と目的」、「用語解説」などに加え、今回から新たに、「災害対応における基本的な視点」を追記した。これは、災害時のペットの対応についての基本的な考え方、つまり、判断にあたってよって立つべき基本的な視点を示したものである。また、旧ガイドラインでは、本編のなかに記載されていた多様な主体が果たすべき「平常時と災害時におけるそれぞれの役割」を、今回からは総説において記載することとした。本ガイドラインは、自治体や現地動物救護本部（以下、「自治体等」という。）による災害時対応を検討する際の参考として示したものであるが、旧ガイドラインでは、具体的な対応を示す本編に多様な主体の役割も記されていたことから、ガイドライン本編の訴求対象がわかりにくいとの指摘もあった。このため、本ガイドラインでは、本編は自治体等が担うべき具体的な対策に記載内容を絞り、その他の多様な主体が担う役割については、総説に記載することとした。

よって、本ガイドラインの本編は、自治体等が平常時および災害時に具体的に取り組むべき事項を記したものとなる。自治体等が行うことは、飼い主に対する普及啓発等と自治体等が自ら講じる対策の2つに区分される。今回の本編では、人とペットの災害対策のフロー図を示し、平常時と災害発生後に飼い主、自治体等、そして、広域支援組織等が段階別に講じていくべき取り組みを整理し、それに沿って、本編全体の構成を再整理した。なお、避難所や仮設住宅での飼養環境のあり方をはじめ、技術的な記載内容については、旧ガイドラインからその多くを引き継いでいる。

3) 災害対応における基本的な視点の明示

本ガイドラインでは、総説のなかに、「災害対応における基本的な視点」として5つの視点を新たに記述した。災害時の動物の取り扱いに関して、技術的な記載内容については、旧ガイドラインの記載内容の多くは今日でも有効である。しかし、今回、熊本地震の対応の検証を行ったところ、大きな課題として抽出された事項は、災害対応にあたっての基本的な考え方にかかわってくるものが多かった。このことは、大規模災害の発生という有事の際に、何を優先すべきかといった判断に関係してくる。災害対応には、多くの主体が関係するがゆえに、判断にあたってよって立つべき基本的な考え方を整理しておくことは重要である。もちろん、動物愛護管理行政も災害時対応も自治体の自治事務であり、その判断は自治体の裁量によることになる。他方、今後、大規模災害の発生に備えて、自治体の区域を越えた広域での支援や受援の体制を整備していくため、さらには、行政機関だけでなく、地方獣医師会や民間支援団体も交えて、多くの主体が連携・協働して災害対応に取り組んでいくためには、各主体が

災害動物医療　～動物を救うことが人命や環境を守る～

共通認識としておくべき基本的な視点を整理し、明文化しておくことが必要なのである。

災害時の対応は飼い主による「自助」が基本

旧ガイドラインも同じ考え方に立っていたが、新ガイドラインでは、災害時の対応は「自助」が基本であることを改めて強調し、ペットの飼い主においても自助が基本であることを明文化した。実際に、災害時に行政が行う支援（公助）活動は人間の救護が基本となる。災害発生初期の対応では、ペットフードの支援などペットに対する公的支援は期待できないので、飼い主は自らがペットの健康と安全を守る責務を負うとともに、災害時においても避難所等で他の避難者に迷惑をかけないよう適正な飼養管理を行う責務を負っている。発災時に、自身の安全を確保したうえで、災害の状況を見極め、より安全な避難場所を確保するためにペットとともに避難行動をとることがペットを守るための第一歩である。また、飼い主は、災害に備えて普段から、ペット用品の備蓄や避難ルートの確認、同行避難に必要なしつけや動物の健康管理を行う他、地域社会に受け入れられる適正な飼養管理を行っておくことが必要である。

自助を改めて強調した背景としては、同行避難という言葉の普及に伴い、避難をすれば、行政機関が当然にペットに対しても手厚いケアをしてくれると誤解した飼い主が現れ、避難所等におけるペットの取り扱いについてトラブルが発生していると指摘されたことなどがある。

検討会では、人間の防災対策の専門家から、飼い主が「自助」によるペットの災害対策を講じることが、自分自身や家族、ひいては地域の防災力の向上につながるとの指摘があり、そのことも明記した。

救護活動の対象となるペットの考え方

基本的な視点の2点目として、災害時に救護対象とするペットの考え方を整理する必要性について記載した。災害が発生した際に、ペットと飼い主を救護し、適切な飼養管理を支援するために、被災地の自治体が、その災害において救護活動の対象とするペットの考え方や対象地域の条件を速やかに明確にすることは、被災地の限られた人材や施設、予算などを有効に利用して迅速な救護活動を進めるうえで重要である。このことは、今後、広域支援の体制を整備し、被災地以外の自治体等に対して必要な支援を要請するうえでも非常に重要となる。このことから、自治体では救護対象となるペットの考え方や対象地域の考え方を、発災後の早いうちに決定して公表する必要性があることを指摘した。また、これまでの経験からの一般的な考え方として、ペットに飼い主がいること、対象地域は災害救助法が適用された地域であること等であることを示し、救護活動を行う期間は、被災状況や救護活動の進展状況などを勘案して決定することを記載した。

たとえば、西日本など、いまだ野良犬や野良猫が多く、動物による人の生命・身体・財産や生活環境に対する被害の発生を防止する取り組みが必要な自治体においては、現実問題として、収容した動物の殺処分を数多く行わざるを得ない地域がある。こうした地域であっても、大規模災害時には、自治体の収容動物のなかに、災害に起因して飼い主からはぐれた放浪動物が混ざる可能性があるため、一時的に殺処分を停止するケースは多い。しかし、いずれかの時点では、通常業務は再開しなければならない。同じ自治体内であっても被災地から遠く被害のほとんどない地域である場合や被災地であっても発災から数ヵ月が経過したような場合に収容した動物についてまで、すべて被災ペットとして特別扱いをすることには現実的に無理がある。動物の引き取り・処分は自治体の自治事務であるため、自治体の判断次第とはなるが、自治体の限られたリソース（人員、予算）が、平常時とは異なる対応に費やされ、自治体職員が避難所や仮設住宅等での被災者への対応に注力する余裕がなくなることがおこるとすれば、本ガイドラインが示す基本的な視点とはそぐわない。

自治体等が行う災害時のペット対策の意義

基本的な視点の3点目として、災害時に行政機関が行う役割は、一義的には被災者の救護であることを明確にした。行政機関が行う災害時のペットの対策は、被災者を救護する観点から、災害時にも被災者がペットを適切に飼養管理できるように支援するものである。大規模災害時には、ペットに関して、地方獣医師会や動物愛護団体等の多様な主体が現地の支援に入る。その場合の活動目的は、被災動物そのものの救護であることが多い。そうした多様な主体と連携して、行政機関も災害時のペット対策を講じることとなるが、獣医師会や動物愛護団体の活動目的とは異なり、行政機関が担う災害対策では、被災者を救護することが最優先である点は理解しておいていただく必要があ

る。現に、大規模災害が発生すれば、動物愛護センターの職員が避難所の運営等に動員され、平常時に行えていたセンターの運営が行えなくなることもおこり得るのである。

また、放浪状態になった動物の保護は、ペットとはぐれた被災者の心のケアの観点から重要なだけでなく、放浪動物による被災地の生活環境の悪化を防止し、公衆衛生の確保にも寄与する観点から重要であることも記載した。この点は、旧ガイドラインにおいても示していた事項である。

自治体等の役割は、ペットを連れて避難生活を送る飼い主の早期自立を支援することである。こうした支援は、ペットの健康と安全の確保に寄与する他、飼い主が避難生活のなかでもペットを適切に飼養管理できるようにすることで、ペットを飼養しない多くの被災者とのトラブルを最小化させ、すべての被災者の生活環境の保全を図ることになる。

大規模災害時に行政機関が被災したペットへの対策を講じようとすると、まずは人間の救護が優先であるとの指摘がよせられ、ペット対策に優先的に行政資源（人員、予算）を回すことは難しい。ここでは、その指摘を当然のことと肯定したうえで、災害時のペット対策は、ペットのためではなく、また、ペットを飼養する飼い主のためだけでもなく、広く被災者全体の利益の観点から実施するものであることを示そうとした。災害時のペット対策は、被災者の救護や生活環境を保全する観点から必要であることを訴求していくことで、将来的には、災害対策の施策に内部化されていくことを期待している。

多様な主体の連携と協働（現地動物救護本部等）

大規模災害時には、避難所運営等に数多くの人員が割かれるため、平常時に行えていた自治体による動物の保護等が行えなくなることも多い。とくに発災直後は、前述のとおり、行政機関は、人命や人間の避難生活への対応が優先され、ペットの救護に注力することは難しいのが現状である。

こうしたなか、自治体と地方獣医師会等で組織する「現地動物救護本部等」の役割が重要となる。基本的な視点の4点目として、現地動物救護本部等を、地方獣医師会が主導して立ち上げることで、初動時に、ペットに対する活動が困難になりがちな自治体が主導するよりも円滑な立ち上げと支援が可能になる場合があることを明記した。また、被災者に対して早急で円滑な支援をするためには、災害発生直後の活動のあり方を、あらかじめ関係機関や団体の間で定めておくことが重要となる。この具体的な定め方については、本編において複数の例をメリット・デメリットとともに示しているが、基本的には、事前に現地動物救護本部等の立ち上げについて取り決めをしておくことが望ましい。

なお、災害発生時には、多くの民間支援団体（動物愛護団体等）が被災地に入るが、人間の救護の場合と異なり、ペットが対象の場合は、活動のツールや行動規範がいまだ明確ではない。それらの活動を効果的なものとするためには、民間支援団体等の活動を調整し、コーディネートする機能が必要であり、こうしたコーディネート体制のあり方についても検討し準備しておく必要があることも記載した。実際、大規模災害時にこうしたコーディネートを被災自治体が担うのは困難である。情報の集約の観点からも、現地動物救護本部等においてコーディネートが担われることが望ましい。同時に、災害時の活動を安心して任せられる人材の確保のため、自治体や地方獣医師会は平常時の活動を通じて、民間団体などと良好な協力関係を築いておくことの重要性も記載している。

広域支援の考え方

災害への備えを十分にしていても、県庁所在地での直下型地震等により自治体や地方獣医師会が被害を受け、現地動物救護本部等の活動が速やかに開始できない場合もある。地域の中核となる都市が被災した場合は、都市機能が停滞するなかで災害救援活動を開始するのには困難を伴う。基本的な視点では、5点目として、今後の発生が予想されている広域災害を視野に、広域の支援が相互に行える自治体間等での共助（互助）の体制整備の必要性を指摘した。

各自治体は、近隣の自治体や地方獣医師会等との間で、災害時ペット救護の広域的な連携のあり方をあらかじめ検討し、災害時に広域の支援体制が取れるよう、定期的に訓練するなどの準備を行っておくことが重要である。また、こうした、広域の支援を円滑に機能させるためには、各自治体や地方獣医師会等が前もって受援のあり方を検討し、他地域からの支援の速やかな受け入れが可能になるように、受け入れ条件や環境を整備しておくべきであることを記載した。

本ガイドラインの策定にあたっては、2017年度に、中部ブロック、四国ブロック、九州ブロックの自治体や地方獣医師会等の参加を得て、広域支援・受援のモ

デル図上訓練を実施した。支援側と受援側に分かれて、発災直後からの流れをシミュレーションするものであり、その概要については本編に掲載している。モデル図上訓練を経て抽出された課題の多くは、本ガイドラインにおいて記載した各種の課題と同じである。なお、本ガイドラインの本編では、広域支援と受援の体制整備に係る詳細な指針までは示せていない。これらについては、今後、各ブロック単位での広域支援・受援の図上訓練が行われ、その経験が積み重ねられることによって多くの知見が得られていくものと考える。将来的には、広域支援と受援に特化したガイドライン等の作成が必要になるのかもしれない。

4) 同行避難の考え方の再整理と避難後のペットの取り扱い

「同行避難」の考え方の再整理

旧「災害時におけるペットの救護対策ガイドライン」は、甚大な津波被害や原子力事故のあった東日本大震災の経験を踏まえて作成したものであったことから、そこでは「飼い主責任を前提とした同行避難」を基本において、様々な対策を提示した。この旧ガイドラインの策定後、「同行避難」という言葉は社会で広く認知されるようになり、熊本地震をはじめとする様々な災害対応でもキーワードとなった。しかし、その言葉の存在が広く知れ渡るようになるいっぽうで、その意味するところについては多様な理解が存在し、しばしば、避難所でのペットの受け入れをめぐるトラブルの発生が指摘されている。熊本地震においても、同行避難したのに避難所のなかにペットを入れてくれないという批判がSNS等で流れたこともある。

同行避難とは、ペットとともに避難する行為であり、避難後に、避難所の同室で一緒に暮らせることは意味しない。旧ガイドラインにおいても、同行避難について、「災害発生時に、飼い主が飼養しているペットを同行し、避難場所まで安全に避難すること。同行避難は避難所での人とペットの同居を意味するものではない。」と明確に解説していた。しかし、ペットの室内飼養が一般化し、家族同然と考える飼い主にとって、同行避難すれば、当然に、飼い主とペットは同じ室内で避難生活を送れるものと考えるのは自然なことである。そして、このことが、人間同様の公的支援がペットに対してなされないことへの不満の要因ともなる。災害時におけるペット対策の意義を再度明確にするとともに、同行避難を行うということと、避難後のペットをどう取り扱うかは別個の課題として、改めて整理する必要があった。

また、同行避難という言葉が普及したことで、ペットの同行避難があたかも飼い主の義務のようになってしまい、津波などの危険が迫っているのに、逃げていなくなったペットを探すことを優先して飼い主自身が逃げ遅れる事態を招くのではないかとの指摘もあった。また、同行避難を当然視する風潮をつくることで、同行避難できなかった飼い主が、自らを責め続ける要因になるとの指摘もあった。

さらに、熊本地震の発生とほぼ同時期に、内閣府は「避難所運営のガイドライン」を公表しており、そのなかでは「同伴避難」という言葉が用いられていた。類似の言葉だが意味は異なり、現場の実務を担う自治体に対して、「同行避難」と「同伴避難」の整理を行うことも必要となっていた（図2）。

こうしたことから、今回のガイドラインの改訂にあっては、「同行避難」の言葉の再整理が大きな課題となった。検討会のなかでは、いっそのこと、同行避難という言葉の使用をやめてしまってはどうかとの議論もあったが、すでに社会に定着している語でもあり、正確な意味合いを広めていくことが重要であるとされた。

そもそも「避難」とは何か

2013年6月、災害対策基本法が改正され、新たに「指定緊急避難場所」と「指定避難所」という考え方が示された。これは、東日本大震災において避難所に避難した人々が数多く津波被害に遭う事態がみられたためである。指定緊急避難場所とは、災害発生時に居住者が災害から命を守るために緊急的に避難する施設や場所で、市区町村長が災害の種類（洪水、崖崩れ等、地震、津波等）に応じてあらかじめ指定しておく場所である。学校や公民館などの指定避難所を兼ねることもあるが、高台の公園など初動の段階で避難する場所が多く指定される。いっぽう、避難所とは、避難した居住者が災害の危険がなくなるまで一定期間滞在し、または災害により自宅に戻れなくなった居住者が一時的に滞在する施設である（市区町村長により指定された避難所の場合は、指定避難所という）。

この考え方に従えば、同行避難とは、災害発生直後に、ペットを連れて指定緊急避難場所まで避難する行為を指す。指定緊急避難場所が指定避難所を兼ねることもあるが、同行避難とは、まずは安全な場所までペットとともに避難する（移動する）ことである。ただし、

熊本地震を踏まえた「人とペットの災害対策ガイドライン」の策定について

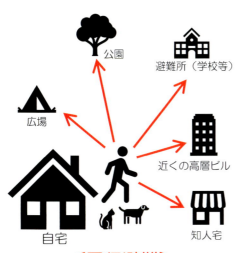
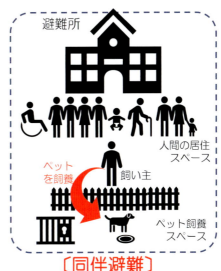

〔同行避難〕
より安全な場所（指定緊急避難場所等）にペットとともに避難行動すること。

〔同伴避難〕
被災者が避難所でペットを飼養すること。ただし、同室での飼養は意味しない。

※避難所でペットを同室で飼養できるかどうかは、避難所によって異なる。

図2　「同行避難」と「同伴避難」のちがい

危険が迫っている場合は、ペットの同行にこだわらず、飼い主が自らの安全を確保する行動をとることが最優先である。今回のガイドライン改訂では、飼い主等の安全の確保が前提であることを強調する記述を各所に追加している。

なお、避難とは、文字どおり、難を避けることであるので、危険が迫っているときに、指定緊急避難場所に移動することだけを指すのではない。たとえば、同じ建物内でより安全な部屋や上層階への移動なども避難となりえるし、自宅よりも安全な知人宅に移動することも避難となる。同行避難とはこうした移動の際にもペットを同行することを意味する。

また、災害時に被災者が集中し、指定避難所への収容が困難になる可能性のある大都市部などにおいては、強固な建物に居住する住民に対しては、在宅避難をすすめている自治体もある。自らの居住地における避難のあり方については、災害の種類に応じてどう自治体が整理しているのか、一人ひとりの飼い主があらかじめ調べておくことが重要である。

同行避難後のペットの取扱い

旧ガイドラインでは、同行避難後の動物の取り扱いについては、様々な選択肢があることを明示的には示していなかった。発災直後には困難であっても、一定期間が経過すれば、現地動物救護本部等による一時預かりの支援が開始される場合もあり、そうした複数の選択肢を具体的に示すことが被災した飼い主にとって重要ではないかと検討会では議論された。

こうした観点から、本編において、避難中のペットの飼養環境の確保の例として、「避難所での飼養」、「自宅で飼養する」、「車のなかで飼養する」、「施設などに預ける」の4パターンを例示している（図3）。

「避難所での飼養」については、ペットとの同居か住み分けについて、各避難所が定めたルールに従い、飼い主が責任をもって飼養することである。飼養環境の維持管理には、飼い主同士が助け合うことも必要になる。これに対応する形で、ガイドラインでは、避難所ごとにペットの受け入れのルールをあらかじめ定めておくとともに、発災直後の指定避難所の運営とペットの受け入れ対応について、誰もがすぐに利用できるような簡潔な指示書（スターターキットなど）を整備しておき、初動から適切な対応が講じられるようにすることの意義等を記載している。なお、内閣府の「避難所運営ガイドライン」の「同伴避難」は、被災者が避難所等でペットを飼養管理することを指している。「同伴避難」も、避難所等で人とペットが同室で居住することは意味せず、ペットの飼養環境は避難所等により異なることとなる。

「自宅で飼養する」は、飼い主が自宅に留まる場合、あるいは、飼い主は避難所に避難し、自宅で飼養するペットの世話をしに通う方法があることを示している。いずれも、ペットに対する支援物資は、避難所で受け取ることになるが、2次災害の危険が考えられる場合は避ける必要がある。

111

災害動物医療 ～動物を救うことが人命や環境を守る～

◆ 避難所で飼養
避難所の定めたルールに従い、飼い主が責任もってペットを飼養（同伴避難）。飼い主同士の協力が必要。

◆ 自宅で飼養
在宅避難する場合の他、飼い主は避難所に避難し、ペットは自宅で飼養することもあり得る。（二次災害のおそれのあるときは避ける）

◆ 車の中で飼養
飼い主も車中泊する場合は、エコノミークラス症候群に注意。ペットの熱中症対策にも注意。

◆ 施設等に預ける
親戚・友人、自治体施設、動物病院、民間団体等に一時預ける。民間団体等とは、条件等の覚え書きを締結。

避難所でのペットの受け入れ

- 指定避難所の設置者や管理者は、ペットを連れた飼い主が避難してくることを想定して対策を行っておく。

- 発災直後の避難所の運営とペットの受け入れ対策について、誰でも利用できる簡潔な指示書（スターターキット等）を整備しておく。

- ペット飼養場所と人の生活空間を分ける方法、ペット飼養者と非飼養者の生活空間を分ける方法がある。

- 避難所での、ペットと人の「住み分け」は、避難者数や避難所の状況に応じて検討する。

図3　同行避難後の選択肢

　「車のなかで飼養する」は、いわゆる車中泊とよばれる避難形態となる。車中泊は、熊本地震のように余震での建物崩壊の懸念やプライバシー確保の観点から、ペットの飼養の有無にかかわらず、現実に多くの被災者に選択される避難方法である。行政機関としては推奨する方法ではないが、現実として行われるため、エコノミークラス症候群の発症防止など人間の健康管理に関する事項とともに、ペットも熱中症になりやすいため、車中にペットを残す場合の注意事項を示した他、長時間離れる場合は、ペットを安全な飼育場所に移動させること等を記載している。

　「施設などに預ける」は、避難所での飼養が困難な場合や、飼い主の事情により飼養ができない場合に、被災していない地域の親戚や友人など、一時預け先の確保に努める必要がある旨を記載した。こうした一時預け先には、自治体等の収容施設、動物病院、民間団体等がなる場合もあるが、条件や期間、費用などを確認し、後でトラブルが生じないように覚え書きを交わすことの必要性を記載している。これは発災直後の混乱状況のなかで、動物愛護団体を名乗る団体が、避難所に来て被災者のペットを預かって持ち帰り、返還の際に様々なトラブルが発生するケースが絶えないとの指摘があったからである。

5) 残された課題

　新ガイドラインの作成にあたっては、極力、検討会での有識者からの指摘事項を数多く反映することに努めた。その姿勢は多くの検討委員から評価をいただいた。いっぽうで、検討会で指摘を受けながら、新ガイドラインには十分に反映できていない事項もある。将来に向けての課題として、これらのいくつかを指摘しておきたい。

広域支援・受援の具体的なあり方

　総説の基本的な視点において、広域支援や受援に対する考え方は明記したが、その具体的な進め方については本ガイドラインでは詳述できていない。これは前述のとおり、今後、各ブロック単位での広域支援と受援の図上訓練等を積み重ねて、そこで得られた知見を反映して、具体的なガイドラインを整備していくことになろう。

動物愛護団体の行動規範

　検討会で議論がありながら今回明示できていないのは、災害時における動物愛護団体の行動規範、あるいは活動ルールとでもいうべきものの提示である。近年の大規模災害では、多くの動物愛護団体が先を争うように被災地に入り、それぞれのポリシーに従って被災動物の救護活動をはじめる。そのことによる混乱の発生を問題視する指摘は多い。初期の混乱期であって自治体等の体制が整っていない段階では、各主体ができることをやるという支援は有効なのかもしれないが、被災自治体が機能を取り戻し、体系的な被災者救護活動を進めていく段階となれば、個々の団体もその自治

体の方針に従って活動されることが望ましい。また、一部では、ペットを預けたものの返還してもらえない、返還時に金銭トラブルが発生したといった問題も指摘されている。こうしたことから、動物愛護団体の行動規範を明示し、自治体が受け入れの適否を判断できるようにした方がよいとの指摘がある。

エキゾチックアニマル等の取り扱い

検討会では、犬猫以外のペット、とくにエキゾチックアニマルや特定動物の取り扱いをどうするかについても議論となった。飼育にあたって自治体の許可が必要になる特定動物（危険動物として指定された動物）については、そもそも災害時であっても、同行避難で連れ出すことはできず、許可を受けた特定飼養施設での飼育を継続するのが原則であり、飼育継続が困難な場合は、許可を受けて適正に飼養管理できる相手に譲渡するか、自ら殺処分を行うことが義務づけられている。特定動物には災害時の対応の困難さから、そもそも個人による愛玩目的での飼養は全面的に禁止すべきとの意見は根強い。

また、特定動物のような危険性がなくとも、ペットとして飼養される珍しい海外の動物（いわゆるエキゾチックアニマル）の取り扱いについても今回は検討の対象外とした。飼い主にとっては大切なペットであるが、多くの避難者にとっては対処方法のわからない異質な動物であることもあり、そうした動物の同行避難への対応まで講じることは行政的にも多くの負担を要してしまう。こうした動物の取り扱いこそ、まさに「自助」でなされるべきものであるが、その避難時の取り扱いについては、万一の逸走時に、外来種問題の起因となる可能性も含めて検討することが求められている。

資金の確保

検討会では、災害時のペット対応に要する資金の確保のあり方についても話題となった。この資金問題は、初動段階から自治体や現地動物救護本部等がどこまで活動できるかを決めるうえで大きな要素となる。対策に要する費用を確実に確保できるのであれば、初期の段階から、かなり多様な対策が選択肢となる。結局、すべての問題はここに行き着くとも指摘された。

しかし、現実には、災害時にペットの対応に充当できる行政予算はほとんどなく、その多くは民間からの寄付金等に頼らざるを得ない。現地動物救護本部等において独自に募金活動を開始する他、大規模災害の場合には、「一般社団法人ペット災害対策推進協会」（旧「緊急災害時動物救援本部」の後継組織）が広く義援金の募金活動を実施することもある。

災害時の活動資金の確保については、すぐに結論のでない課題であり、引き続きの検討課題である。いっぽうで、どんどんお金を集めて投入すればよいというものでもない。とくに、税金で行う場合は、何故、ペットを飼育している一部の人のためだけに資金を投入してよいのかという疑問は常について回る。それゆえに、ペットの対策に用いることを前提とした民間資金のほうが柔軟に活動しやすい。なお、当然のことながら、飼い主の「自助」が基本であり、平時からの備えや地域社会に受け入れられる飼養管理が実践できていれば、災害時に必要となる資金の額は抑えることができよう。

▲ おわりに

熊本地震への対応を振り返ってみると、いくつかのジレンマを抱えていたと考える。取るべき対策の進め方のなかに、どちらかを優先すれば他方が成り立たないトレードオフが存在するのである。

たとえば、災害時の救護に関する情報発信がその一つである。正確な情報をいち早く被災自治体や被災者に伝えていくことは重要である。しかし、情報発信の迅速性を優先しようとすれば、情報の裏付けの確認がおろそかとなり情報の正確性を確保することが難しい。SNSで不正確な情報が錯綜するなか、正確な情報を迅速に出すべきであるというのは容易い。熊本地震の初期対応では、筆者自身、県獣医師会で無償のペット一時預かりが開始されるのではないかという誤った情報を出してしまい、被災地に混乱を招いてしまった。もう一つのジレンマは、支援の公平性と効率性のジレンマである。今回は、環境省が、直接、動物愛護担当職員を現地に派遣して災害対応を行ったはじめての災害でもあった。とくに被害の大きかった熊本市や益城町からは直接、環境大臣への支援要請があったこともあり、益城町総合運動公園でのシェルター（わんにゃんハウス）の整備をはじめ両市町について重点的な支援を行った。いっぽうで、被災者は他の市町村にも広く存在する。それらの市町村に対して、環境省職員が直接、現地対応をすることは難しく、各市町村を通じて要請があれば避難所に必要な物資等を送付するという体制を取るのが精一杯であった。一番被害の大きな

地域に環境省の投入できるリソースを集中したわけだが、その対象とならなかった地域の被災者や愛護団体からは支援が不公平との批判も漏れきこえてきた。支援を速やかに効率的に行うということと、公平性を確保することを両立することは難しい。

熊本地震には数多くの民間団体も支援に入ってきた。ある大きな団体の担当者と意見交換をすると、その民間団体も熊本地震は局地的災害であったがゆえに手厚い支援活動が行えているが、南海トラフ地震など極めて広域にわたる災害では、民間の支援にも限度があり、ほとんどの地域では官民ともにペットに関する支援は行えないのではないかとの指摘があった。今回、益城町総合運動公園でのシェルター整備を環境省が直接支援したことで、今後の災害では、こうしたシェルターを国がつくってくれるのでそれを前提にした対策を考えるべきだとする動物愛護団体もいるときく。しかし、現実には、こうしたシェルターの整備はほとんどの地域で叶わないだろう。それゆえ、飼い主の「自助」の再確認が今回の新ガイドラインの大きな柱の一つでもある。

また、獣医師や動物愛護団体、動物愛護担当の行政職員等はペットの救護に関心が集まり、シェルターの整備と動物の一時預かり体制の整備、専門獣医師の派遣など、動物そのものの救護のために手厚い対策を講じていこうとする意識が強いように思える。しかし、本来は、社会的コストをかけずに、災害時でも飼い主がペットと一緒にいられる状態をつくることが一番の理想である。本当に支援を必要としている人への、必要な支援体制の整備は必要であるが、各主体が自らの存在意義をアピールするために支援の手厚さを競いあえば、その実現のために増大する社会的コストを誰が負担するのかという議論をよぶばかりか、飼い主に自助の努力をよびかけていることとも矛盾する。

「人とペットの災害対策ガイドライン」は、その名のとおり、人間とペットに関する災害対策をとりまとめたものである。しかし、実際の災害とは、人間とペットのかかわりのなかだけで生じるのではなく、広く人間社会の様々な面に大きな影響を与える形で発生する。そうした全体の災害対策のコンテクストのなかで、災害時のペットの対策をみていかなければいけない。つまり日常からの人間と動物とのかかわりだけでなく、飼い主とペットが社会とどのようにかかわっているのかという問いかけでもある。

災害時のシェルターメディスン

「シェルターメディスン」

※VMAT標準テキスト　ver.1.4（災害動物医療研究会 編、2016年発行）
「第16章　シェルターメディスン」
掲載内容を一部更新して掲載

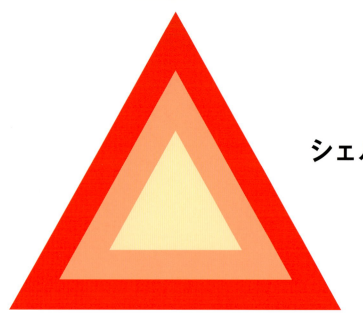

シェルターメディスン

田中亜紀
Aki Tanaka
日本獣医生命科学大学／
カリフォルニア大学 デービス校獣医学部

はじめに

緊急災害時には人が避難所へ避難するのと同じように、動物も避難所（シェルター）へ避難する。動物の避難は近接に動物愛護センター等の保護施設があればそこへ収容するが、利用可能な保護施設がなければ、動物を収容可能な場所に仮設シェルターを設立する。ここでは災害時シェルターにおける伴侶動物の群管理について、シェルターメディスンをもとに示す。

伴侶動物の群管理

一般の獣医療である個体管理は、飼い主のいる特定の患者に対する治療に専念する。飼い主の幸せと特定の動物の幸せをもとに治療方針を決め、飼い主の意向に基づき高度医療を施したり、専門医診療を考慮したりする。しかし、多数動物を同時に収容する群管理では、特定の個体の治療に固執するのではなく、群全体の健康に焦点を当てる。群管理においては、1頭の動物は群の一成分になり、群全体の健康を守ることによって、個々の健康や福祉も上昇するという考えに基づく。よって、特定の個体にとっては不幸な結果になっても、群全体の健康を優先しなければならないこともあり、また治療方針、診断検査も個体管理とはやや異なり、疾患の重篤度も個々の動物と群全体を見据えた場合とではちがう解釈をしなければならない。

群管理の概念は元々は産業動物に由来し、生産医療でもあるため特定の目的をもった群に対して予防医療をもとに健康管理をする。伴侶動物の群管理も同じように、犬や猫を群として収容した場合、予防医療に基づく生産医療を行うため、群として動物を保護収容する場合の、目的や終着点を明確にしなければならず、それは災害時も同じである。以下は保護収容で明確にすべき項目である。

- ・収容する動物の定義
- ・収容する期間
- ・譲渡のタイミング
- ・安楽死の有無と定義
- ・疾患定義
- ・終着地点の定義

シェルターでの個体管理と疾病管理

シェルターメディスンの基本は予防医療で、疾患を発生させない環境づくりを重点的に行う。シェルターでの疾患の最大の発生要因は<u>ストレス</u>である。よって、シェルターでの疾患管理はストレス管理である。

基本的な動物管理

1) 犬と猫は別棟に収容

猫にとって犬の存在は最大のストレスである。また、感染症伝搬予防の観点からも動物種別に収容する。

2) 猫

・収容に必要面積は$1m^2$。平面でとるのが困難な場合は、高さを利用し、棚を設ける等の工夫をする。また、<u>食餌場、トイレ、寝床を50cm以上離す（平面で不可能な場合は高さを利用する）</u>。

・猫はストレスに直面すると、対処方法として隠れた

がる。隠れ場所を提供し、ストレスの軽減を図る。隠れ場所は紙箱や紙袋のような簡易なもので十分機能する。極度に怖がっている様子の猫には、ケージごとタオルやシーツで覆いプライバシーを提供する。

・**トイレはなるべく小さい容器にする**。ケージの半分以上がトイレ、という状況は猫にとって非常にストレスであり、隠れ場所がなければトイレのなかにうずくまる行動をとる。トイレのなかに猫が入るのは衛生的にも福祉的にも悪くストレスを増大させるため、猫がトイレのなかに隠れなくてもよい環境づくりを図る。

・猫トイレの砂は最小限（1～2cm程度）にする。ケージのなかでガサゴソと人の体をケージに乗り入れてトイレの掃除をする（猫にとってのストレス源）のではなく、**毎回全部捨てる**ようにする。毎回砂を入れ替えることにより、コクシジウム等の消化管寄生虫の蔓延予防にもなる。

・**スポットクリーニング**。毎日猫を移動させケージのなかをすべて消毒し掃除する必要はない。猫は新しい環境に慣れるのに2週間かかるといわれている。毎日ケージを新品同様に掃除すると、猫にとっては毎日が新しい環境になってしまう。糞尿、嘔吐物等でひどく汚れていなければ、汚れている箇所だけ拭きとるという**スポットクリーニング**を徹底する。また、タオルや寝床を提供した場合はひどく汚れている場合を除いて、ずっと同じものを入れておき、慣れ親しんだ臭いに定着させてあげるようにする。ケージ内になるべく手を入れないことによって、猫のストレスを軽減する。

・**猫を移動しない**。掃除をするときに猫を他の場所に移さない。猫を移動すると、病原体の蔓延にもつながり、また猫のストレスレベルも上昇する。ケージの移動で約80％の猫がヘルペスウイルスを排泄するデータもある。よって、むやみな移動は避ける。呼吸器感染症（Upper Respiratory Infection、URI）の治療も移動せず行うほうが好ましい。

3）犬
・収容に必要面積は12～14m^2。2区画に分かれている形式がよいとされ、**犬が自分の意思で行き来できる環境**が精神衛生上よいとされている。寝床と歩き回れる場所が分かれていることが理想的であるが、災害応急対応時は、人の安全を確保できる管理を行う。

・散歩やおもちゃなどのエンリッチメントを提供する（問題行動の防止）。

⚠ 感染症予防

すべての動物に対してシェルター収容直後あるいは収容前にワクチン接種を行う。負傷動物や罹患個体に対してもワクチンを接種する。幼齢個体に関しては、2～3週齢を過ぎていればかならずワクチンを接種し16週齢に達するまで2～4週ごとに追加接種を行う。ワクチンは猫汎白血球減少症、パルボ、ジステンパーを含むコア**生ワクチン**を使用する。パルボやジステンパーはワクチンでの防御率が高いので、ワクチンさえ接種すれば発生を最低限に抑えることが可能である。パルボやジステンパーが疑われた場合は最低2週間の隔離を行い、健常動物との接触を避ける。

⚠ 猫の呼吸器感染症の管理

猫の呼吸器感染症はシェルターのような多頭飼育環境では発症率はきわめて高い。潜伏期は7～16日とされているが、環境によっては2～3日で発症することも稀ではない。

1）猫の呼吸器感染症の感染経路
猫ウイルス性鼻気管炎（Feline Viral Rhinotracheitis、FVR）については飛沫感染は重要ではない。同じ部屋に罹患猫と健常猫が同居しても感染することは稀で、主な感染経路はスタッフによる媒介感染である。ヘルペスウイルスは猫が一般的に保有しているウイルスで、ストレスによって再燃する。猫がシェルターに来る前からウイルスを保有している可能性が高く、シェルター内でいかにストレス管理およびスタッフの衛生管理を行うかで疾患の蔓延予防が可能である。

2）猫の呼吸器感染症の治療
2次感染がみられない場合はとくに治療せず、栄養的サポートやストレス管理を重点的に行う。移動がス

災害動物医療　〜動物を救うことが人命や環境を守る〜

表　猫の呼吸器感染症の分類

分類	症状	治療
URI1	目や鼻からの透明な分泌物、くしゃみ、口内炎	とくになし 食欲、便、脱水のモニター ウェットフードBID
URI2	URI1の症状＋発熱、食欲減退、脱水、不活発などの全身症状	URI1と同じ 脱水と体温のモニター 40℃以上ならば解熱剤 栄養サポート（ウェットフード、加熱） 必要に応じて皮下補液 重篤な場合は全身症状の場合は汎白血球減少症の除外診断
URI3a	〔呼吸器系〕緑色／有色の鼻分泌物＋FVR1、2	セファロスポリン ドキシサイクリン アモキシリン クリンダマイシン クラバモックス
URI3b	〔眼〕透明あるいは有色の眼分泌物、中程度から重度の結膜炎＋URI1、2。URI3aとの併発もあり	眼軟膏（ネオマイシン・ポリミキシン・バシトラシン） テラマイシン、クロラムフェニコール軟膏 ステロイド入りは避ける
URI4	眼症状のみ：透明／有色眼分泌物 他のURI症状なし クラミジアやマイコプラズマの原発感染あるいはヘルペスウイルスの慢性感染	細菌性：ドキシサイクリン3週間 ウイルス性：とくになし、シェルター環境から出す
URI5	嘔吐、発咳、下痢など典型的なURIの症状以外、あるいは治療に反応しないURI	個体管理

トレスになるので、スタッフの衛生管理を徹底すれば隔離の必要もとくにはない。災害時のような混乱時は治療が猫と人の両方にとってストレスになることがあるため、なるべく治療はしない。

⚠ 下痢の治療

シェルターにおける消化管症状は犬と猫の両方で非常によくみられる。その原因は、食事の変化、ストレス、細菌性／ウイルス性病原体と多岐にわたるが、シェルターのような多頭飼育環境では、とくにストレスや食事の変化による下痢が多い。シェルターに収容される犬の消化管内病原体の保有率は低く、下痢に対する抗生物質投与の効果はあまりない。よって、過剰な抗生物質投与は避ける。

⚠ 疾患管理のまとめ

シェルターでの疾患管理とは感染症の予防管理である。発生させないことをまず実践する。感染症が発生した場合は、速やかに罹患個体を同定するシステムをつくっておく。つまり、日々の動物管理で徹底した個体管理データをとり、いつから症状を出しているか等の情報が速やかに把握できるようにする（シェルター専用の個体管理システムの導入は必須）。また、シェルターは複数の獣医師が出入りすることが多いので、一貫した症例定義と治療方針を設定しておく。誰がみても同じ診断で、誰が行っても同じ治療ができるようにする。診断や治療をある程度システム化することにより、無駄な治療や誤診を防ぎ、経費削減および無駄な労力を避ける。また、多頭飼育状態なため、抗生物質の乱用やステロイド療法は避ける。

パルボやジステンパー感染症が発生した場合は速やかに一般群から排除する。シェルターでのパルボやジステンパー感染症の治療は難しい状況であることが多く、治療に関しては罹患個体の今後の成り行きを十分に考慮し、他の健康群を優先した判断をする。

⚠ おわりに

災害時も平常時もシェルターに収容される動物あるいはシェルターに長期残ってしまう動物（高齢、慢性疾患、攻撃性など）の傾向は同じである。平常時からの責任ある飼い主教育や確実な身元同定手段（マイクロチップなど）の啓蒙はきわめて重要である。また、地域にいる元々飼い主のいない動物が、災害時にシェルターに収容されることも多いため、不妊手術による不幸な繁殖を防ぐなど、普段からの飼い主のいない動物への対策も防災対策の一環として重要である。同行避難の訓練、避難所での対策、基本的なしつけなど平常時からの備えと取り組みが、災害時も平常時も動物をシェルターに長期収容しないための最善策である。

災害動物医療とIT

「災害動物医療と情報」

※MVM149号（2014年7月発行）
「第5回　災害動物医療と情報」
掲載内容を一部更新して掲載

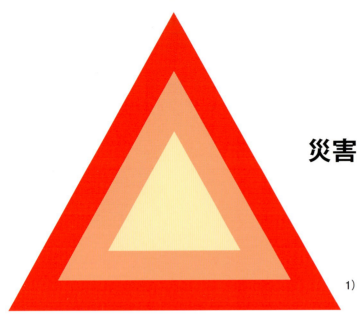

災害動物医療と情報

羽山伸一[1]・藤本順介[2]
Shin-ichi Hayama, Junsuke Fujimoto
1) 日本獣医生命科学大学 獣医学部 獣医学科野生動物研究室
2) ふじもと動物病院

はじめに

　本書では、動物医療支援活動を公的な動物医療分野として位置付け、社会インフラの重要な構成要素として整備する必要性を論じてきた。また第1部第3章では、災害時における獣医学および獣医師の役割が概説された。とくに、不測の事態が発生する大規模災害時における動物医療支援は、一定の訓練を受けた技術者の存在が欠かせないため、わが国でもその人材育成が必要であることを主張してきた。

　これまでも紹介してきたように、阪神淡路大震災を教訓に、人医療では災害発生時から72時間以内の急性期に活動するDMAT（5名程度の医師、看護師、調整員で構成される災害派遣医療チーム）を全国で1,000チームを目標に養成が進められてきた。いっぽうで、大規模災害後に長期化する避難者の医療支援が不十分であることから、発災後1週間を超える亜急性期から1ヵ月を超える慢性期に対応可能な医療支援チームの養成がはじまっている。

　わが国の災害時において必要とされる動物医療支援は、法整備等の遅れや住宅事情などもあり、急性期よりも亜急性期以降に優先度が高いと考えられる。その点では、イギリスで生まれたMIMMS（Major Incident Medical Management and Support）によって育成される人材像が、わが国の求める動物医療支援チームに近いのかもしれない。

　このMIMMSとは、大規模災害時の医療にかかわる警察、消防、救急、医療機関、ボランティア、行政などの各部門の役割と責任、組織体系、連携の仕方、対処法、装備などをまとめて講義、訓練する少人数向けの教育システムである。この教育システムは、Advanced Life Support Group（ALSG）というイギリスの独立した慈善団体によって運営され、イギリス国内だけでなく、オーストラリア、ニュージーランド、オランダ、キプロス、南アフリカなどへも普及している。わが国でも、一般社団法人MIMMS日本委員会が設立され、定期的な研修会が開催されている[1]。

　このプログラムでは、「CSCATTT」と称される、災害現場で必要なタスクとその優先順位が徹底的に教育される。これは下記の7つのタスクの頭文字を優先順位にしたがって並べたものである。

> ① C : command and control（指揮と調整）
> ② S : safety（安全の確認、防御）
> ③ C : communication（情報、命令伝達）
> ④ A : assessment（評価）
> ⑤ T : triage（トリアージ）
> ⑥ T : treatment（治療）
> ⑦ T : transport（搬送）

　これはすなわち、発災時には、実際的な医療である3つのTよりも、情報収集や状況分析と判断が優先することを意味している。こうした局面で最も必要なものは情報であり、医療の体制や人材育成においても情報がキーワードといっても過言ではないだろう。

　そこで、今回は、災害動物医療において必要とされる情報に焦点をあて、人医療における災害対応を参考にしながら、わが国で求められる動物医療支援体制や人材のスキルを分析してみたい。

被災想定とシミュレーション

　まず災害動物医療に必要な情報は、近未来におこり

災害動物医療と情報

得る大規模災害の被災想定である。リアリティーのあるデータに基づき、想定される被災動物数や被災状況に応じて準備が必要だからである。また、これらの被災原因等をあらかじめ分析し、その対策が事前にできれば、減災につながる可能性も高い。

しかし、人医療の場合と異なり、動物医療の対象となる被災動物数を予測することは容易ではない。そもそも、人では自治体があらかじめ防災計画を策定しており、それに対応した医療体制を検討することが可能である。いっぽう、動物では正確な飼育数や飼育環境の把握すらできていないため、大きな誤差を含んだ推定値をもとに被災想定をせざるを得ない。

これまでの大規模災害の経験をふまえると、家庭動物だけに限定した場合、少なくとも必要な情報は被災動物予測頭数と避難所等での収容予測頭数であろう。これらがあらかじめ明らかであれば、被災地域が必要としている動物医療支援(物資を含む)の規模が予測可能となる。

被災動物予測頭数

家庭動物の場合、犬にかぎれば、自治体への登録個体数と飼育世帯数(狂犬病予防接種のハガキ発送世帯数とほぼ同数)がわかるため、登録率の予測が可能なら、かなり正確な飼育実態は把握できる。また、前提となる地域における動物飼育頭数の推定には、いくつかの試みがあり(第1部第2章)、その多くは世帯数に世帯当たりの平均飼育頭数(推計値)を乗じて得ている。世帯数は、国勢調査の結果を町丁単位で集計したデータが公開されているので、だれでも利用可能である。

ただし、市町村単位あるいはそれを越える広域での動物飼育実態は、地図上で空間的に把握しなければ対策を立てることが難しい。そこで、多くの防災計画では、GIS(地理情報システム)が用いられている。GISは、様々な情報を地図上に展開して重ね合わせることが可能なソフトウェアで、情報を可視化することで多様な立場の関係者が情報を共有しやすくなる(図1)。

東日本大震災以降、行政が行う被災予測(たとえば、倒壊家屋率や全焼家屋率など)のデータは、GISで可視化できるものが多い。たとえば、東京都では2012年に実施した250mメッシュごとの被災予測データを、公的な目的を条件に提供を行っている(図2)。また、防災科学技術研究所では、「地震動予測地図」の公開システムを開発し、「地震ハザードステーションJ-SHI」として、2005年5月より運用を開始している[2]。

GISのソフトウェアはパソコン用に市販されているが、現在ではフリーウェアも供給され、QGISのように世界的に多くのユーザーに利用されているものもある[3]。このようなソフトと行政が提供する公開情報を組み合わせれば、きわめて安価かつ迅速に被災予測が可能となる。

避難所等での収容予測頭数

被災地域における被災動物予測頭数が推計できれば、それらを収容可能な避難所や動物愛護センター等への誘導が可能である。また、これらの施設の収容能力を越えて被災動物予測頭数が多い場合には、シェルターの設置や、近隣自治体への応援要請などの対策を

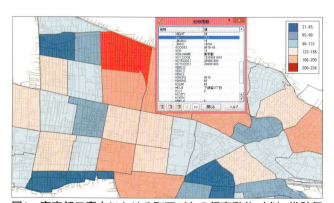

図1　東京都三鷹市における町丁ごとの飼育動物(犬)推計個体数(QGIS 2.2で作図)
□は、三鷹市下連雀3丁目にフォーカスして表示された固有情報(国勢調査データ等)。なお、ベースマップとして、国土地理院・基盤地図情報・縮尺2,500を使用

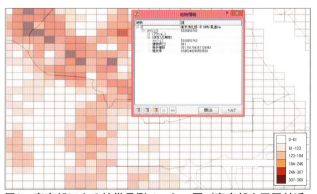

図2　東京都による被災予測メッシュ図(東京都大田区付近、250mメッシュ)
東京湾北部を震源とした首都直下地震が冬季の午後6時(風速8m)に発生したことを想定。任意のグリッドにフォーカスし(□)、メッシュの固有情報を表示(建物焼失率等)。なお、ベースマップとして、国土地理院・基盤地図情報・縮尺2,500を使用

災害動物医療　〜動物を救うことが人命や環境を守る〜

想定しておかなければならない。

これらを検討するには、地域における避難所等の動物収容予定施設の位置や動物の収容可能頭数を把握する必要がある。首都圏では、2013年の九都県市首脳会議による提案を受け、埼玉県・千葉県・東京都・神奈川県・横浜市・川崎市・千葉市・さいたま市・相模原市が構成する首都圏連合協議会において、2014年3月に「九都県市における避難所等の位置情報に関するオープンデータ化ガイドライン」を制定し、各都市で保有する避難所データを公開することになった。すでに各自治体のHPからダウンロードできるようになっている[4]。

避難所における被災動物の受け入れは、自治体に任されているため、それぞれの状況を把握する必要がある。この情報も羅列的な整理では対策に利用しにくいので、前述のGISで情報管理をすることが望ましい。これによって、ミクロな地域における被災動物頭数と収容予測頭数のギャップがあらかじめ把握可能となり、平時における準備に活かすことができる（図3）。

⚠ 人医療における広域災害救急医療情報システム（EMIS）

大規模災害時には、前述した被災想定や減災のための準備をしていても、避難所等の被災状況によっては実際の収容状況を把握することが困難となる。また、動物医療施設においても、そもそも動物医療従事者の安否や診療可能かどうかなど、被災地における動物医療体制の把握ができなければ、効果的かつ効率的な支援も難しい。

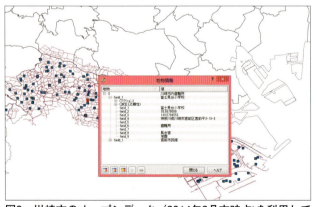

図3　川崎市のオープンデータ（2014年3月末時点）を利用してQGISで作図した避難所の分布図
任意の避難所にフォーカスし（□）、固有情報を表示（施設名、経緯度、住所等）。なお、ベースマップとして、国土地理院・基盤地図情報・縮尺2,500を使用

人医療の分野では、阪神淡路大震災の教訓をふまえ、こうした災害時における医療情報システムの整備が始まり、現在では全国共通フォーマットの情報を厚生労働省管轄のホストコンピューター（東西2ヵ所）にバックアップさせ、都道府県が互いの災害情報を閲覧できるようになった。これは広域災害救急医療情報システム（Emergency Medical Information System、EMIS）とよばれ、インターネットを介して一般の方でもアクセス可能である[5]。

このシステムは、状況に応じて以下の3つのモードがあり、必要な情報が共有・交換可能になっている。

1）平時モード

平時にあっては、都道府県ごとの災害拠点病院に関する情報（位置、連絡先、手術室数、救急受け入れ数、治療可能なキャパシティーなど）を把握できるようになっている。

2）広域災害モード

災害時には、このモードに切り替え被災状況の情報を共有化することになる。共有される情報は大きく3つに分かれる。

緊急情報

いわばSOSの発信に当たるもので、医療施設の倒壊、受け入れ患者数の限界、ライフラインのダウンなどの情報を発信するものである。

詳細入力

より詳しい情報として、医療機関の機能、受け入れ患者数や状況（重傷者数等）、要転送患者数、ライフラインの状況などを発信するものである。

医療機関状況モニター

これは、被災地における医療機関が発信した1および2の情報を閲覧ないし検索する画面のことであり、医療機関の機能マヒの状況に応じて色分けされて表示するため、瞬時に地域全体の状況の把握が可能となる。

3）DMAT管理モード

これは、DMATの情報交換ツールであり、DMATの平時における準備状況や被災地での活動状況などが情報共有される。

EMISは、東日本大震災において、通信や情報が寸

断あるいは混乱している状況にあっても、その機能を発揮したと考えられている。しかし、いくつかの課題が指摘されている。たとえば、このシステムにより被災地のデータサーバーがダウンしても、ホストコンピューターが機能していたため、情報共有が可能となったが、電気や通信などのライフラインがマヒした医療および行政機関ではシステムを利用することができなかった。

とくに、災害拠点病院に指定されている医療機関でもEMISが運用できなかったという問題があった。災害拠点病院とは、①施設が耐震構造を有する、②EMIS端末を原則として有する、③水、電気等のライフラインの維持機能を有する、④原則として病院敷地内にヘリコプターの離着陸場を有するなどを指定要件とされる医療機関である。しかし、衛星回線などがなければ、現実的にEMISの運用は不可能であり、厚生労働省は2011年度補正予算で災害拠点病院やDMATが衛星通信を確保するための補助が認めた。いっぽうで、災害拠点病院でもEMISを災害時に活用するためのノウハウを有する職員が不足していることが明らかとなり、訓練や研修の必要性も指摘されている。

災害動物医療におけるEMIS

前項で紹介したEMISは、災害時における動物医療支援でも必要なシステムであると考えられる。これらを運用するためには、統括する機関が不可欠であり、たとえば、農林水産省等の中央省庁や日本獣医師会等が想定される。残念ながら、現状では根拠となる法制度も仕組みもないが、早急な整備が必要である。

また、これらのシステムの地域拠点となる動物医療機関も必要である。拠点施設として、耐震性やライフラインの確保等を有し、また現状での動物医療支援活動の担い手としての位置付けを考えると、たとえば動物愛護センター等の行政機関や大学の獣医学部などがふさわしいのかもしれない。

いずれにしても、これらの拠点をつなぐためのシステムを動物医療支援の視点から開発しなければならない。これまで、このような被災想定をもとにして、災害時に必要とされる動物医療支援体制に関する調査や研究はほとんど知られていない。第1部第1章で紹介したように、日本獣医生命科学大学では、町丁単位の国勢調査データや全国の動物病院、避難所のデータをもとに、被災動物数や受け入れ可能状況をシミュレー

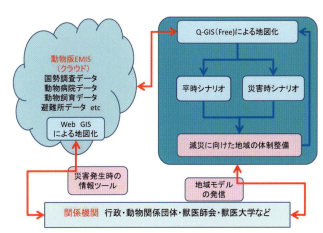

図4　動物医療支援シミュレータの概念図
（プロトタイプ2013年版）

ションする「動物医療シミュレータ」を開発している（平成24年度文部科学省「私立大学教育研究活性化設備整備事業」による）。現在のところ、大学を拠点病院と想定し、地元の東京都獣医師会武蔵野三鷹支部の協力のもとで、武蔵野市および三鷹市を対象とした動物医療版EMISの情報整備が進められているところである。

関係者がGISのソフトウェアを利用可能な場合、得られた個別の病院情報や被災動物数などは、平時にExcelデータで共有すれば、多様な視点で災害発生時のシミュレーションができる。また、クラウド上のGISにデータを入れておくことで、EMISの広域災害モードとして運用も可能である（図4）。

公益社団法人東京都獣医師会では、2012年から災害発生時における会員の安否確認システムを導入している。これは、災害発生時に登録されている会員の携帯電話に安否確認メールが発信され、その返信内容を一覧できるシステムである。この既存のシステムを用いて防災訓練時に得られた情報を可視化したのが図5である。個別の病院や避難所等の情報を瞬時に閲覧することも可能だ。当然、前項で指摘された課題と同様にこれらの運用には拠点施設での衛星通信の確保や地域の情報をいち早く収集する体制が必要であることはいうまでもない。

災害動物医療コーディネーターの必要性

人医療の分野では、阪神淡路大震災の教訓から、EMISの整備やDMATの育成などが進んだ。いっぽう、東日本大震災では広域かつ長期に医療支援活動が必要となったため、地域ごとのニーズにきめ細やかに対応

災害動物医療　～動物を救うことが人命や環境を守る～

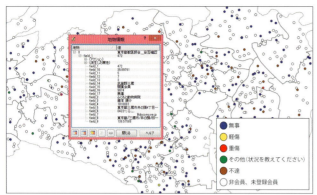

図5　東京都獣医師会による安否確認結果（QGIS2.2で作図）
2014年3月11日に実施した安否確認訓練の結果。対象者は安否確認メールの登録者約560名。凡例にしたがって色分けしたドットは都内会員動物病院で、任意の病院にフォーカスし、固有情報（住所、ライフラインの状況、被災動物受け入れ可能頭数等）を表示。なお、ベースマップとして、国土地理院・基盤地図情報・縮尺2,500を使用

する必要性が認識され、新たな課題として体制整備が求められた。

そこで厚生労働省では、「災害医療等のあり方に関する検討会」を設置し、2011年10月に、被災地域の関係機関で構成される地域災害医療対策会議（仮称）の設置や地域災害コーディネーターの配置が提言された[6]。具体的には、保健所管轄区域や市町村単位等で、災害時に地域の医療ニーズを的確に把握・分析する地域災害医療対策会議（仮称）を設置し、保健所や市町村等の行政担当者の他、郡市区医師会、歯科医師会、薬剤師会、看護協会等の医療関係団体、災害拠点病院等の医療関係者、各医療チーム等が集まって情報を交換する。この対策会議で、地域災害コーディネーターは、地域における被災状況や病院や診療所の診療状況、避難所の状況等を把握し、医療チームの配置や必要物品の調達等のコーディネートを行うことになる。

東北大学災害科学国際研究所・災害医療国際協力学分野の研究グループは、全国都道府県に対して2012年度現在における災害保健・医療コーディネーターの設置状況をアンケート調査している[7]。その結果、設置済が17自治体、準備中が20自治体となっている。ただ、設置人数については、自治体間でばらつきがあり、自治体あたり最大で61名だが、大半は20名以下となっている。

この災害医療コーディネーターの人材育成は、自治体や民間団体が主体となって行ってきたが、被災地での連携をスムーズにするために厚生労働省は2014年度から研修内容を統一することになった。

こうした仕組みやコーディネーターの役割は、災害が広域化かつ長期化する場合にはとくに重要度が高まると考えられる。動物医療支援では、むしろ発災時の超急性あるいは急性期への対応よりも、実際にはこうした状況のほうが想定される。今後の災害動物医療における人材育成にあたっては、動物版EMISの運用を含めたコーディネーターの育成が重要なポイントになるだろう。

参考文献

[1] 一般社団法人MIMMS日本委員会　http://www.mimms-jp.net/
[2] 地震ハザードステーション J-SHIS　http://www.j-shis.bosai.go.jp/
[3] QGIS　http://www.qgis.org/ja/site/#
[4] 九都県市提案による避難所データの公開例
http://www.city.kawasaki.jp/shisei/category/51-7-1-0-0-0-0-0-0-0.html
[5] 広域災害救急医療情報システム（EMIS）　http://www.wds.emis.go.jp/
[6] 厚生労働省「災害医療等のあり方に関する検討会」（2011）災害医療等のあり方に関する検討会報告書
http://www.mhlw.go.jp/stf/shingi/2r9852000001tf5g-att/2r9852000001tf6x.pdf
[7] 東北大学災害科学国際研究所・災害医療国際協力学分野
http://www.irides-icdm.med.tohoku.ac.jp/
[8] 羽山伸一（2013）：動物医療支援学（第1回），「動物医療支援学」とは何か, MVM, 144, 35-42.
[9] 羽山伸一（2014）：動物医療支援学（第3回），へき地動物医療と希少動物保護, MVM, 146, 93-98.
[10] 田中亜紀（2014）：動物医療支援学（第4回），獣医災害医療−災害における獣医学の役割−, MVM, 148, 86-88.

これからの災害動物医療

「これからの災害動物医療」

※MVM174号（2018年3月発行）
「第11回 『これからの災害動物医療』」
掲載内容を一部更新して掲載

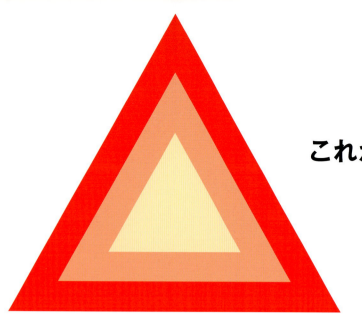

これからの災害動物医療

羽山伸一
Shin-ichi Hayama
日本獣医生命科学大学 獣医学部
獣医学科野生動物学研究室 教授

熊本地震でみえた被災動物救護体制の課題と対策

2011年の東日本大震災の教訓から、広域かつ長期にわたる動物医療支援活動を行うために、福岡県をはじめ群馬県などの獣医師会が研修会等を開催し、VMAT（Veterinary Medical Assistance Team、動物医療支援チーム）の育成を行ってきた。その後に発生した熊本地震では、わが国の史上はじめてVMATが派遣され、また最初に派遣された福岡VMATからの情報提供を受け、公益社団法人日本獣医師会および東京都獣医師会の役員と職員、ならびに群馬VMAT隊員からなる調査隊を編成して、現地へ派遣した。これらの活動によって、多くの成果があったが、いっぽうで、その体制や制度整備などの課題も明らかになってきた。

家庭動物の場合、避難所への同行避難頭数が他の災害事例に比べて少なく（避難者の数％程度）、被災動物の収容やケアに大きな混乱はみられなかった。ただ、避難所によっては、咬傷、糞便の処理、鳴き声、動物アレルギーなどの問題へ対応するノウハウや人手がないため、VMATが避難所をこまめに回って指導する必要があった。とくに、指定避難所以外の避難所が多く開設されたため、それらの場所や規模が行政によっても十分把握されなかった。

また、被災地域における動物病院等の施設は、復旧するまで動物医療の提供は難しい。いっぽうで、余震や交通事情のため、外部からの支援にも限界がある。VMAT等からの支援活動は好意的に評価されていたが避難生活が長期化するにつれ、動物医療支援への不満もきかれた。

2016年の熊本地震では、地元獣医師会から開業病院へ通知があり、無料での診療や預かりを自粛するようになったため、避難所での動物医療提供がすすんでいないところがあった。そのため、飼い主が町内の動物病院へ個別に受診するようにしていたが、日本獣医師会の無料クーポンの存在は周知されていなかった。また、クーポンは各動物病院へ配布されているため、被災者の手には直接わたっていない。

被災現場では、避難生活が長期化することで無料預かりのニーズが大きくなるが、収容体制や収容個体の範囲が定まらないと混乱が生じる。また、近隣での預かりを希望するニーズも多いため、可能なかぎり地域での同行避難をすすめるために、地元動物病院等での一時預かり体制を整備し、発災後急性期における被災者動物医療支援体制を地域ごとにルール化しておくことが望まれる。

さらに、ほとんどの獣医師会や動物病院では、発災後の事業継続計画（BCP）が策定されていないことも2016年の熊本地震で浮き彫りとなった。被災地域において動物医療を安定的に提供するため、BCPを含めた災害対応計画を早急に検討しなければならない。

産業動物については、畜産業界団体や行政獣医師等による支援体制がほぼ整備されてきており、広域支援についても大きな課題はみつからなかった。しかし、いっぽうで、畜舎の被害が100億円（産業動物への被害の10倍以上）を超えるなど、施設整備が大きな課題と考えられた。畜舎などの建築物は、2002～2004年度に行われた建築基準の緩和によって、一定の基準を満たせば柱等の構造材が80～90％の量で建てることができるようになった。この基準で建てられた畜舎の被災実態は、まだ分析されていないが、老朽化したものも

これからの災害動物医療

表1 災害時における対象動物種別の課題と対応策

動物種	支援体制	課題	対策
家庭動物	行政獣医師 獣医師会 ペット業界	被災動物の受け入れ体制が未整備 被災者に対する支援体制が未整備 現場での指揮命令体制が未整備	VMATの育成 行政コーディネーターの育成 シェルター管理手法の研修と普及 法制度整備 基金の整備
産業動物	行政獣医師 畜産業界	倒壊した畜舎からの救出活動 逸走家畜の捕獲	畜舎の耐震化 自衛隊派遣要請への追加 捕獲技術の研修
動物園動物	行政獣医師 日本動物園水族館協会 警察	危険（特定）動物の管理体制	逸走対応体制の整備 捕獲技術の研修

含め、耐震化よりも低コスト化を優先する産業構造があるのは否めない。

畜舎の復旧は、原則、事業者が負担することになっているが、国や自治体による補助が建設費の9割近くになり、実質的に公的資金でまかなわれることになる。産業動物自体の損害は、一部で共済金等によって補てんされるが、迅速な産業復興を考えるなら、むしろ平時から耐震化に補助しておくほうが効率的であり、かつ動物の被害も減らすことが可能になると考えられる。

今回の熊本地震では、動物園動物をはじめとする危険動物への対応も課題として浮き彫りになった。今回は大事にはいたらなかったが、大規模災害時に危険動物が逸走する事態を想定した支援体制を準備する必要がある。平時であれば、警察や猟友会などの支援が想定されているだろうが、大規模災害時では必ずしも対応できないことも予想される。したがって、動物園職員や他の防災機関、あるいはVMATなどの外部支援組織でも逸走動物の捕獲方法などを訓練しておくべきである。アメリカの主要動物園では、緊急対応チームが設置されているところもあり、ライフル銃などを含めて必要な装備の配置や訓練を実施している。最悪の事態を想定した対策が求められる。

表1は、これまで述べた災害で共通する課題とその対応策についてまとめたものである。

これらの対応策をすすめるためには、被災動物救護に携わる動物医療従事者や行政、さらには市民ボランティアなどの役割を明確にし、その協力体制や人材育成手法を確立してゆくことが最優先の課題である。また、それらを社会実装するために、しかるべき法制度整備が必要となる。

被災動物救護体制の整備

大規模災害時には、被災自治体の対策本部や動物医療体制などが機能マヒをおこしてしまう。したがって、地域の動物救護体制を最低限維持できるような準備をしておくことが重要であるが、併せて、これらの機能を現地の体制が復旧するまで、広域からの支援体制も必要となる。これらの支援内容は、行政における統括機能の補完、被災地の住民や動物医療機関への支援、避難所やシェルターなどにおける業務支援など、多岐にわたる。

外部からの支援活動では、それぞれの機能や支援要員のスキルに応じて、明確に役割分担と指揮命令系統の確保をする必要がある。少なくとも、被災地の本部機能を補完するコーディネータ（主に行政獣医師）、現場での動物医療支援を行うVMAT（主に臨床獣医師）および動物のケアをサポートするスタッフ（主に動物NPO団体や市民ボランティア）の3つを柱とした体制整備が求められる（図1）。

このような体制を実効性のあるものにするには、速やかに各地方獣医師会がVMATを設立し、組織化する必要がある。それと並行して、国や都道府県は、行政獣医師を中心に災害動物医療コーディネータの養成をすすめるとともに、民間団体を中心とした災害時動物支援ボランティアの養成が重要である。

また、広域からの支援をスムーズにすすめるためには、被災地側の受援体制が重要である。したがって、支援と受援の両方を想定した訓練が人材育成や体制整備に欠かせない。よって、今後はVMATとの連携や統括を担うコーディネータとしての行政獣医師の人材育成はきわめて重要であり、VMAT育成と併せて行政獣医師の研修も行い、VMATと行政との連携や活

災害動物医療　～動物を救うことが人命や環境を守る～

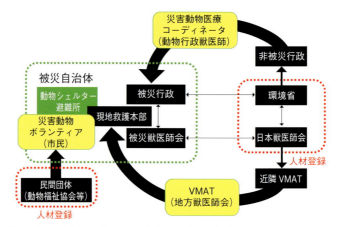

図1　今後求められる被災動物救護体制のモデル

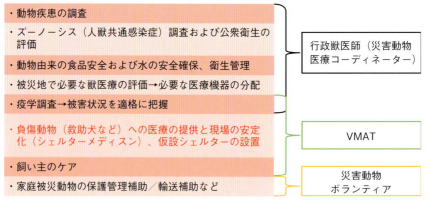

図2　3種の派遣人材とその役割分担

動の円滑化を図る必要がある。将来的には関係する団体で一元的にこれらの人材を登録する制度等の仕組みを構築し、発災時には派遣要請に応じて迅速に対応できる体制整備が求められる。

これら3種の災害動物医療派遣人材の役割は、一部では重複があるものの、図2で示すように主要な任務は異なっている。それぞれの研修内容は、これらの役割分担に応じてスキルアップできるものにする必要がある。

さらに、大規模災害の現場で多数の被災動物を救助したり、あるいは救助活動にヘリコプターや重機を必要とする場合などでは、VMATだけでは対応が難しい。最近では、自衛隊や消防などの防災機関が動物救助に協力的であるため、こうした機関の職員を対象とした動物の取扱い研修の提供もVMATや獣医大学の役割である。すでに、アメリカではこうした実習が提供されるようになっているが、防災機関の職員にとっても動物にとっても互いに事故・損傷なく任務を果たせることがメリットになり、またVMATなどとも協働しやすくなると考えられる。

2016年の熊本地震では、熊本県外からのVMATや支援要員が多数派遣された。このうち、公務員である行政獣医師は、九州・山口9県災害時応援協定に基づいて被災県からの要請に基づき、各県から派遣された。いっぽうで、県外の獣医師会へは派遣要請が出ていないため、公務員ではない他県VMAT隊員は各獣医師会からの自主派遣となる。したがって、費用弁償等は日本獣医師会の義援金などで賄われたが、身分保障等はあいまいなままであった。

図3は、人医療におけるDMAT（災害医療支援チーム、Disaster Medical Assistance Team）が発災した都道府県内で派遣された場合の費用負担の模式図である。基本的に都道府県と地元DMAT指定医療機関は協定を結んでいるため、都道府県の派遣要請によって活動し、その費用弁償についても定めに従って支払われる。いっぽう、県外への派遣は（図4）、被災県から要請を受けた都道府県が、地元DMAT指定医療機関に派遣要請を出し、派遣後に地元県へ費用請求し、弁償される。請求を受けた県は被災県へ求償し、定めに従って被災県は費用支弁することになる。

災害動物医療研究会では、2017年までに全国7ヵ所で地元獣医師会との共催による認定VMAT講習会を

これからの災害動物医療

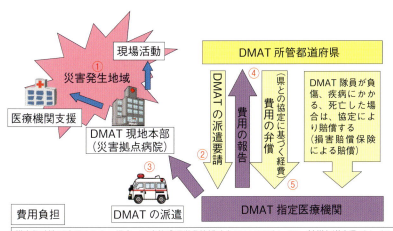

図3　被災都道府県内へのDMAT派遣時の費用負担の仕組み
（厚生労働省医政局指導課資料より）

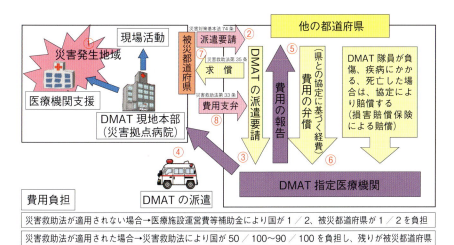

図4　被災都道府県以外からのDMAT派遣時の費用負担の仕組み
（厚生労働省医政局指導課資料より）

開催した（図5）。先行してVMATを組織化している福岡県獣医師会に続き、群馬県獣医師会、大阪府獣医師会がVMATを任命し、組織化した。本プロジェクトでは引き続き講習会開催や組織化について支援してゆくが、今後は全国8地方ブロックを対象に講習会等を企画運営できるインストラクターの育成に注力する予定である。

また、先述の3種の人材について、VMATは日本獣医師会、行政獣医師は環境省、民間ボランティアは日本動物福祉協会と連携して育成をすすめ、それぞれの組織で人材登録システムを構築していただけるように支援したい。

大規模災害では、動物の救助をVMATだけが行うには限界があるのも事実である。自衛隊、消防、警察など、防災機関の職員との連携や動物を扱う技術講習の提供など、やるべきことは多い。とりわけ大規模災害では、取り残された人と動物を救出するには自衛隊

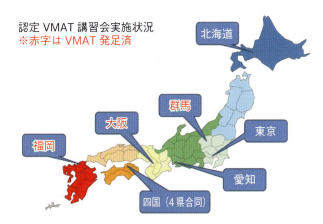

図5　認定VMAT講習会開催地（2017年度現在）

などの協力なしには不可能である。自衛隊法第83条では、都道府県知事は、災害派遣を要請できると定め、動物の救助も含まれる。ただし、下記の派遣基準3要件があり、それをすべて満たすことが必要である。

129

> 公共性：公共の秩序を維持するため、人命・財産を社会的に保護しなければならない必要性があること
> 緊急性：災害の状況から直ちに対処しなければならない状況であること
> 非代替性：他の機関では対処不能か十分でなく、自衛隊で対処する必要があること

2016年の熊本地震では、実際に自衛隊が地元の要請で倒壊した牛舎から牛を救出している。しかし、知事からの派遣要請は他の被災者の感情を配慮して出されなかったという。動物の救助が人命救助や地域の産業復興に重要であることを社会認知されるよう、今後も情報発信が必要であり、またこのことを地域防災計画に記載するように働きかけるべきだろう。

⚠ 災害動物医療にかかわる法制度の課題

災害動物医療研究会では、VMATをはじめとする動物医療支援活動の社会実装を最終ゴールにおいているが、これまでの研究や実際のVMAT派遣などを経験し、大きな法的課題の解決が必要であると考えている。とりわけ、災害救助法では、第四条で救助の種類を以下のように定めているが、動物の医療や救助は想定されていない。

> 第四条　救助の種類は、次のとおりとする。
> 一　避難所及び応救仮設住宅の供与
> 二　炊き出しその他による食品の給与及び飲料水の供給
> 三　被服、寝具その他生活必需品の給与又は貸与
> 四　医療及び助産
> 五　被災者の救出
> 六　被災した住宅の応急修理
> 七　生業に必要な資金、器具又は資料の給与又は貸与
> 八　学用品の給与
> 九　埋葬

また、同法第七条では、都道府県知事が被災地での救助に関する業務を従事させることができる職種を定めているが（同法施行令）、当然のことながら、動物関係業種は含まれていない。

> 同法施行令　第四条　法第七条第一項及び第二項に規定する医療、土木建築工事及び輸送関係者の範囲は、次のとおりとする。
> 一　医師、歯科医師又は薬剤師
> 二　保健師、助産師、看護師、准看護師、診療放射線技師、臨床検査技師、臨床工学技士、救急救命士又は歯科衛生士
> 三　土木技術者又は建築技術者
> 四　大工、左官又はとび職
> 五　土木業者又は建築業者及びこれらの者の従業者
> 六　鉄道事業者及びその従業者
> 七　軌道経営者及びその従業者
> 八　自動車運送事業者及びその従業者
> 九　船舶運送業者及びその従業者
> 十　港湾運送業者及びその従業者

いっぽうで、東日本大震災の教訓から、国では災害対策基本法に基づく「防災基本計画」で家庭動物との同行避難等を位置付けた。ただし、同計画での動物に関する記載は下記に限定される。

> 第2編　第1章　災害予防　第3節　2.（1）防災知識の普及
> 「飼い主による家庭動物との同行避難や避難所での飼養についての準備」
> 同編　第2章　災害応急対策　第6節　3　指定避難所
> 「必要に応じ、避難所における家庭動物のためのスペースの確保に努めるものとする」
> 同節　4　応救仮設住宅等　（3）応救仮設住宅の運営管理
> 「必要に応じ、応急仮設住宅における家庭動物の受け入れに配慮するものとする」
> 同編　同章　第8節　1　保健衛生

「市町村は（都道府県）は、被災した飼養動物の保護収容、危険動物の逸走対策、動物伝染病予防等衛生管理を含めた災害時における動物の管理等について必要な措置を講ずるものとする」

以上のように、被災した飼養動物（家畜を含む）の管理については、主に市町村に任されており、また危険動物の逸走対策や感染症予防等の衛生管理対策を行うべき獣医師等の位置付けについて記載はない。

⚠ 災害動物医療にかかわる法制度整備の方向性

人医療のDMATについて、法的にはどのように位置付けられているのだろうか。DMATを位置付けた

これからの災害動物医療

特別の法制度はなく、災害対策基本法に基づく「防災基本計画」および指定行政機関に義務付けられた「防災業務計画」で、国にDMATの育成や組織化などを努力義務としているにすぎない。

すなわち、「防災基本計画」では、下記のように国にDMATの育成等、災害医療体制の整備を求めている。以下に概要を示す。

> ○国、日本赤十字社、独立行政法人国立病院機構及び地方公共団体は、負傷者が多人数にのぼる場合を想定し、応急救護用医薬品、医療資機材等の備蓄に努めるものとする。また、地域の実情に応じて、災害時における拠点医療施設となる災害拠点病院等を選定するなど、災害発生時における救急医療体制の整備に努めるものとする。
> ○国は、災害発生時に迅速な派遣が可能な災害派遣医療チーム（DMAT）に参加する、医師、看護師等に対する教育研修を推進するものとする。
> ○国、地方公共団体及び医療機関は、医療施設の診療状況等の情報を広域災害・救急医療情報システム等により把握し迅速に、応援の派遣等を行うものとする。
> ○国、日本赤十字社、独立行政法人国立病院機構及び被災地域外の地方公共団体は、医師を確保し災害派遣医療チーム（DMAT）等を編成するとともに、必要に応じて、公的医療機関・民間医療機関からの災害派遣医療チーム（DMAT）等の派遣を要請するものとする。

また、「厚生労働省防災業務計画」は、第1編 第2章第2節で、「災害時における保健医療体制の整備」について定めている。以下に概要を示す。

> 第1 都道府県内における体制整備
> 1 都道府県は、医療計画等に基づき、保健所の活用等に配慮しつつ、災害時医療体制の整備に努める。
> 第2 地域の医療関係団体との連携
> 第3 災害拠点病院の整備
> 都道府県は、災害時の患者受入機能、水・医薬品・医療機器の備蓄機能が強化され、応急用資機材の貸出し等により、地域の医療施設を支援する機能等を有する災害時に拠点となる災害拠点病院を選定し、又は設置することにより、災害時医療体制の整備に努める。
> 第4 災害派遣医療チーム（DMAT）等の体制整備
> 1 厚生労働省医政局は、災害派遣医療チーム（DMAT）等の運用に係る体制を整備するために、日本DMAT活動要領を策定する。
> 第5 災害時情報網の整備
> 厚生労働省医政局、健康局及び都道府県は、大規模災害発生時において医療機関における傷病者数等の状況等の被害の規模を推測するため、広域災害及び救急医療に関する情報システムにより国・都道府県間、都道府県・市町村・保健所間、保健所・医療施設間等の災害時における情報収集及び連絡体制の整備に努める。
> 第6 災害時の対応マニュアルの策定等

このように、災害医療体制は、都道府県が定める「医療計画」で整備され、そのなかにDMATを位置付ける仕組みとなっている。「医療計画」とは、医療法第30条の3第1項で定められた国の基本指針に従い、都道府県が5年ごとに定める行政計画である。この医療計画に、災害医療体制の整備を明示することが義務付けられている。したがって、DMATは、国が育成をするが、その運用は都道府県に任されるいっぽうで、災害時の医療費等を国が支援する仕組みになっているのである。

動物医療分野で同様の計画制度は、「獣医療計画」（獣医療を提供する体制の整備を図るための基本方針）が該当する。これは、獣医療法に基づき農林水産省が定める獣医療基本指針に即して都道府県が策定するものである。しかし、現行（2010年策定）の基本指針には災害時の対応についての項目はなく、しかも10年計画の制度であるため、東日本大震災などの経験が生かされていない。もっとも、北海道など一部の自治体では、基本指針に定めがない災害時における動物医療体制の整備などを掲げている獣医療計画があり、次期改訂ではVMATなどの災害時動物マネジメント体制の整備を明記することが必要である。

農林水産省による獣医療基本指針の次期改訂作業は、2018年度に開始することが予想されるが、上述の状況をふまえた新たな指針づくりが必要である。つまり、新たな指針にはVMAT等の災害時動物マネジメント体制を位置付け、これを受けて都道府県における獣医療計画に地域の実情や災害リスクをふまえた整備目標を明記するよう、獣医師会はじめ関係団体から働きかけなければならない。

そのうえで、動物救助や動物医療関係者を災害救助法等で位置付けることが社会認知されるように、新たな体制整備をすすめて実績を重ね、法改正を働きかけていくべきである。

災害動物医療
～動物を救うことが人命や環境を守る～

2018年8月24日　発行
定価　本体12,000円+税

発 行 所　株式会社ファームプレス
発 行 人　金山宗一
　編　集　吉田由紀子
　　　　　〒169-0075　東京都新宿区高田馬場2-4-11　KSEビル2階
　　　　　注文専用TEL　0120-411-149
　　　　　TEL 03-5292-2723　FAX 03-5292-2726
　　　　　http://www.pharm-p.com/

印 刷 所　広研印刷株式会社

©株式会社ファームプレス　2018

落丁・乱丁は、送料弊社負担にてお取り替えいたします。

本書の無断複写・複製(コピー等)は、著作権法上の例外を除き、禁じられています。購入者以外の第三者による電子データ化および電子書籍化は、私的使用を含め一切認められておりません。